Katarina Michel und Peter Michel
Spontanheilung
Warum das Unmögliche doch geschieht

Katarina Michel und Peter Michel

Spontanheilung
Warum das Unmögliche doch geschieht

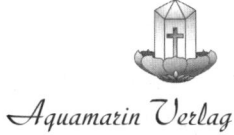

ISBN 978-3-89427-673-7

1. Auflage 2014
© 2011 Aquamarin Verlag GmbH
Voglherd 1 • D-85567 Grafing
www.aquamarin-verlag.de

Umschlaggestaltung: Annette Wagner
unter Verwendung von © vaclav Volrab/155931116 – shutterstock.com

Druck: CPI – Ebner & Spiegel, Ulm

Inhalt

Vorwort 9
Einführung..15

I   Spontanheilung – Rückblick und Ausblick 21
    Rückblick 23
    Ausblick 29

II Der Mensch ist mehr als sein Körper..................35
    Die Verbindung der physischen Persönlichkeit
    mit ihren höheren Körpern................................46

III Der Placebo-Effekt...49
    Außergewöhnliche Fallbeispiele im Zusammenhang
    mit dem Placebo-Effekt 56

IV Wege der Heilung...67
    1) Heilende Hände..71
    2) Homöopathie..75
    3) Intelligente Zellen 80
    4) Gebetsheilung...85
    5) Spirituelle Psychologie 89
    6) Lebensführung..92

V   Bewusstsein und Heilung....................................99
    1) Geist und Gehirn 104
    2) Grenzbereiche...108
    3) Das soziale Umfeld....................................113
    4) Die neue Ganzheitlichkeit 118

5)	Freiheit und Heilung	122
6)	Das Heil und das Heilige	126
7)	Wie Heilung ohne Heiler geschieht	128

VI	Der Tod – der größte Heiler	135
VII	Spontanheilungen – Die außergewöhnlichsten Fälle	141
	1) Spontanremission	144
	2) Geistheilung	153
	3) Glaubensheilung	159
	Lourdes	163
	Pater Pio	171

Ein Zeichen der Hoffnung 179

Anmerkungen 183

Für Harry, Diana, Dora, Manuela,
Renée und all die anderen wunderbaren Heiler.
Ihr wart und seid die Inspiration für dieses Buch!

Vorwort

„Spontanremission" ist der verschämte Ausdruck der Schulmedizin für jenes unerklärliche Geschehen, das alle anderen Wunder nennen. Wie die Kirche, will auch die Schulmedizin von Wundern nichts wissen. Daran hat man als „wissenschaftlicher" Mensch nicht zu glauben. Wo sie trotzdem nicht zu leugnen sind, werden sie wenigstens „wissenschaftlich" benannt. Der Umstand, dass es sich bei Schulmedizin wie Kirche um Glaubensgemeinschaften handelt, die bestimmte Glaubensrichtungen vertreten und andere ablehnen, mag bei ersterer überraschen.

Aber wäre die Medizin – ihrem Anspruch gemäß – tatsächlich eine Naturwissenschaft, könnte es jene Schwachstellen und Ausblendungen nicht geben, auf die Katarina und Peter Michel schonungslos den Finger legen. Während Naturwissenschaftler auch ihre bewährtesten Hypothesen neuen Erkenntnissen opfern, ignoriert die Schulmedizin Ausnahmen von ihren Regeln und versucht, manchmal geradezu krampfhaft, Lehrmeinungen zu retten. Hier wird eher auf jenem (kindlichen) Niveau gedacht, wo Ausnahmen die Regel bestätigen. Inzwischen müssen allerdings schon so viele Ausnahmen so viele unhaltbar gewordene Regeln bestätigen, dass die Lage der Schulmedizin ungemütlich wird. Hoffnung geben einige mutige Ärzte, die mit ihren fundierten und dabei einfachen und klaren Anmerkungen diesen sich abzeichnenden Aufbruchsprozess fördern, der die Medizin allmählich revolutionieren wird.

Vertreten Wissenschaftler die Auffassung, alle Schwäne seien weiß, wird die Entdeckung des ersten schwarzen Schwanes diese Hypothese ein für alle Mal erledigen. Anders dagegen bei der Schulmedizin, die in einem solchen Fall dazu neigt, den einen schwarzen Schwan zu übersehen, ja nicht selten sogar seine Existenz abstreitet. Anstatt im wissenschaftlichen Sinne froh über die Enttäuschung zu sein, die immerhin eine Täuschung beendet, wird eher versucht, den Entdecker des schwarzen Schwanes lächerlich zu machen. Um Beispiele zu finden, brauchen wir leider nicht bis zu Semmelweis, dem allseits behinderten Wiederentdecker der Hygiene, zurückzudenken, auch der Weg der modernen Medizin ist mit Beispielen gepflastert. Wo Physiker ihre Fehler zum Anlass nehmen, Theorien zu verbessern und noch fehlende Aspekte einzufügen, lassen sich Mediziner bei der Pflege ihrer Lehrmeinungen ungern stören. Bei diesem Spiel auch noch den Anspruch auf Naturwissenschaftlichkeit aufrechtzuerhalten, ist einerseits komisch andererseits gefährlich. Auf Physiker müsste dieser Anspruch im Übrigen geradezu beleidigend wirken.

Ein konkretes Beispiel mag das Problem veranschaulichen: Solange Krebspatienten tun, was ihnen vorausgesagt wird, nämlich in einem überschaubaren Zeitrahmen zu sterben, sind sie für unsere Schulwissenschaft von großem Interesse. Wehe aber, einer stirbt nicht wie vorausgesagt, sondern wird gar – im Rahmen einer Spontanheilung – wieder gesund. Anstatt das Interesse der Medizin nun auf sich zu ziehen, kann er sicher sein, dass er von nun an eher ignoriert wird. Ähnlich ergeht es AIDS- und HIV-positiven Patienten, die ihre Lebenserwartung bei weitem überschritten haben. Sie bleiben unbeachtet, als fürchte die Medizin, ihre „wissenschaftliche" Meinung überdenken zu müssen. Solches Verhalten ist nicht nur unwissenschaftlich, sondern behindert Fortschritte in der Erkenntnis, die das eigentliche Ziel einer Wissenschaft sein müssten.

Katarina und Peter Michel zeigen in diesem Buch, wie schon in ihrem früheren Werk „Zwölf Gesetze der Heilung", die Schwachstellen der modernen Medizin auf, ohne in simple Schwarz-Weiß-Malerei zu verfallen. Sie weiten den Blick für eine neue Dimension der „Heilkunst", in der nichts ausgeklammert wird. Nichts, was sich als hilfreich oder heilend erwiesen hat, ist ihnen tabu. Daher scheuen sie sich nicht, zahlreiche gut dokumentierte Fälle von sogenannten „Wunderheilungen" anzuführen, die der Medizin zumeist mehr als verdächtig sind. Einzelfälle gelten als anekdotisch, unwichtig und jedenfalls nicht aussagekräftig. Die Autoren machen aber deutlich, dass der Patient immer ein Einzelner ist. Jede Fallgeschichte, die aufzeigt, wie ein Mensch ein bestimmtes, landläufig als unheilbar geltendes Krankheitsbild gemeistert hat, kann von überragender Bedeutung sein. Sie fordert zum Umdenken und zu neuen Konzepten in der Medizin auf! Und jede dieser Heilungsgeschichten kann Betroffenen Mut machen und zur Nachahmung anregen.

Dieses Buch setzt insofern mit seinen beeindruckenden Fallbeispielen eine uralte Tradition fort, die in unserer Zeit leider in Vergessenheit zu geraten droht. Die Beschäftigung mit diesen „Wunderheilungen", die ja immer auch „Heils"-Geschichten sind, ist sowohl heilsam als auch Hoffnung schenkend. Sie bringen das „Prinzip Hoffnung" zurück in die Medizin. Eine einzige Heilsgeschichte von jemandem, der etwas bewältigt hat, was einem anderen gerade bevorsteht und schwer zu werden droht, sagt für den Patienten im Gegensatz zum Mediziner mehr aus als zahllose Statistiken. Hoffnung ist eine gewaltige Heilungskraft!

Die Literatur zum Thema „Spontanheilung" hat in den letzten

zwei Jahrzehnten den ärztlich-wissenschaftlichen Pessimismus gebrandmarkt. Es ist fatal, wie Lehrmeinungen, insbesondere jene der „absoluten" Spezialisten, auf ihre Patienten wirken können und welche Rolle in diesem Zusammenhang der „Faktor Angst" spielt. Durch ihre Krankheit hellhörig geworden, hören sie vieles heraus und interpretieren einiges hinein. Wenn der Patient mit Nierenkrebs fragt, ob er das Rauchen aufgeben solle, und der Urologe antwortet, in diesem Stadium könne er sich das sparen, hört der Patient heraus: „Du stirbst sowieso bald, da ist schon alles gleich." Er erlebt den vielleicht sogar nett gemeinten Rat als Todesurteil.

Gegen diese Negativspirale stellen Katarina und Peter Michel ihre Heilungsbeispiele. Erfahrungsberichte geheilter Patienten, die es aus eigener Kraft geschafft haben und mit der Herausforderung fertig wurden. Diese Geschichten machen Mut, Lebensmut, der zum Gesunden unverzichtbar ist. Den Kräften, die zu solchen und eigentlich allen Heilungen führen, setzen sie sich konsequent auf die Spur und kommen zu dem Ergebnis, das auch schon Paracelsus in seinem analogen Weltbild herausfand: Es ist die innere Natur, die heilt, nicht die Medizin!

Sie belegen beispielsweise anhand neuester Forschungsergebnisse, welche Selbstheilungskräfte in unseren Zellen wirken. So kann etwa unsere Leber, ein wahres Wunder an Regenerationsfähigkeit, den Verlust von achtzig Prozent ihrer Zellen in Stunden kompensieren und in kurzer Zeit den größten Teil ihres eigenen Gewebes erneuern. Hier steht die Wissenschaft erst am Anfang revolutionärer neuer Erkenntnisse.

Auch die Ausführungen zum „Placebo-Effekt" belegen, welche gewaltigen Kräfte hier wirken, die zu erforschen sich die Medizin bisher aber kaum veranlasst sah – zum einen aus Desinteresse, zum anderen aus Mangel an Forschungsgeldern. Seit biblischen Zeiten wird auf den „Glauben, der geheilt hat" hingewiesen, also auf eine fundamental wichtige geistige Kraft. Diese geistigen Heilkräfte zu erkennen und einzusetzen, sollte die vorrangige Aufgabe einer „Medizin der Zukunft" sein.

Noch immer wird in der Schulmedizin „Krieg geführt". Sie entwickelt Waffen gegen alles, ohne auch nur einen Versuch zu unternehmen, das Wesen des jeweiligen „Gegners" zu verstehen. Das Arsenal der Schulmedizin ist Ausdruck einer Antimedizin: Antibiotika, Antihistaminika, Antidepressiva, Antiallergika etc. Ähnlich die Blocker: Beta-Blocker, Säure-Blocker, Ca-Antagonisten oder viele andere. Die Schulmedizin führt Kriege gegen Krebs, AIDS oder andere mehr oder weniger gefährliche Krankheitsbilder. Kriege und Waffen aber sind grundsätzlich gefährlich und können es auch für die Anwender werden. Die Verluste durch sogenanntes „Friendly Fire" sind bekanntlich nicht nur im Krieg hoch!

Die Verluste durch das freundlich gedachte Feuer werden in der Schulmedizin von offizieller Seite nicht gerne aufgezählt, dürften aber inzwischen ein schreckliches Ausmaß angenommen haben. Noch bei jedem Ärztestreik ging die Sterblichkeit der Bevölkerung spürbar zurück. Waffen provozieren darüber hinaus die Angreifer zu größeren Anstrengungen, was wir an der zunehmenden Resistenz von Erregern zu spüren bekommen. Selbst orthodoxeste Schulmediziner erkennen inzwischen mit Grauen, dass wir in manchen Bereichen der Medizin mittlerweile schlechter dran sind als vor der Anti(biotika)ära. Inzwischen rangieren die Kunstfehler der Schulmediziner und die Nebenwirkungen der von ihnen verordneten Pharmaka in allen Industrienationen an dritter Stelle der Sterbeursachen. Ein radikales Umdenken ist heute notwendiger als jemals zuvor.

Dieses hilfreiche und ermutigende Buch von Katarina und Peter Michel ist von einem „Zauber der Einfachheit" umgeben. Es bleibt ihm zu wünschen, dass es die Herzen vieler Menschen erreicht; denn in diesen liegt die größte Heilungskraft. Die grundlegenden Gesetze der Heilung sind einfach. Auf diesen Sachverhalt erneut hinzuweisen, macht den großen Verdienst dieses Buches aus!

Ruediger Dahlke

Einführung

Es ist ein seltsames Phänomen, dass die moderne Medizin – vor allem was ihre „wissenschaftliche" Seite anbelangt, eine extreme Scheu hat, sich mit dem Thema „Spontanheilung" zu befassen. Auch wenn die Zahl der Veröffentlichungen inzwischen selbst in den einschlägigen Fachzeitschriften zunimmt, sind die Vorbehalte an sich kaum kleiner geworden. Auch wenn man gerne zugeben wird, dass manche Heilungsversprechen in der „alternativen Szene" abenteuerlich sind, so lässt sich doch, auch bei kritischster Sichtweise, nicht mehr leugnen, dass in den letzten einhundert Jahren zahllose „Spontanheilungen" absolut zuverlässig und seriös dokumentiert worden sind. Ein Zweifel an diesem Faktum wäre nicht nur unangemessen, sondern die schlichte Leugnung des Geschehens wäre auch nach orthodoxem Wissenschaftsverständnis „unwissenschaftlich". Sie ähnelt jener Aussage, die ein unbelehrbarer Kritiker einmal Lawrence LeShan, dem hochangesehenen Nestor der amerikanischen Parapsychologie, zornig entgegenschleuderte: „Ich würde den Unsinn nicht einmal glauben, wenn er mir selbst widerfahren würde. So etwas gibt es einfach nicht!" Für Menschen mit dieser Einstellung wird das vorliegende Buch ein Ärgernis sein. Andere mögen es hoffentlich als Inspiration empfinden, dass es „mehr Dinge zwischen Himmel und Erde gibt"....

Wenn das Thema „Spontanheilung" in medizinisch-wissenschaftlichen Veröffentlichungen oder Diskussionen überhaupt stattfindet, vollzieht sich dies unter dem Oberbegriff „Spontanremission". Nun stammt der Ausdruck „Remission" vom lateinischen Verb „re-mittere" ab, was so viel wie „zurückschicken" oder" zurücksenden" bedeutet. In allen Veröffentlichungen dazu scheint allerdings niemand die Frage gestellt zu haben: „Zurückschicken wohin oder an wen?" Und noch weniger scheint ein Gedanken daran verschwendet worden zu sein: „Wer denn wohl die Krankheit geschickt hat? Und warum?"

Vielleicht sind diese Fragen so ungewöhnlich oder medizinisch so „ketzerisch", dass niemand sich an einen Antwortversuch heranwagt. Daher ist die Aussage von Ruediger Dahlke in seinem Vorwort gut nachvollziehbar, dass in dem Fall einer Spontanremission, etwa bei einer Krebserkrankung, das Interesse der Mediziner an dem Patienten geradezu abrupt erlischt: „Anstatt das ganze Interesse der Medizin nun auf sich zu ziehen, kann er sicher sein, dass er von nun an in Ruhe gelassen wird."[1]

In die gleiche Richtung zielt der Starnberger Krebsspezialist Herbert Kappauf, der sich schon seit längerem mit der Frage von „Spontanremission" befasst und dabei wertvolle Arbeit leistet. Er zeigt manchmal eine vielleicht überkritische Haltung zur Alternativmedizin, aber er ist ebenso kritisch, was die Einstellung seiner Kollegen anbelangt: „Eine derartige dogmatische Banalisierung des Phänomens Spontanremission und Spontanheilung von Krebserkrankungen im unkonventionellen oder alternativen Medizinbereich steht dann auf gleicher Stufe mit der langjährigen Negierung des Phänomens im Bereich der sogenannten Schulmedizin: Auf der einen Seite sei eine tiefere Beschäftigung mit dem Phänomen nicht notwendig, weil es dazu keine Fragen mehr gebe, und auf der anderen Seite sei die Beschäftigung mit dem Phänomen unsinnig, weil das Phänomen nicht existiere."²

Was Kappauf hier bemängelt, dürfte immer noch die Mehrheit der Mediziner am Anfang des 21. Jahrhunderts charakterisieren. Allerdings stellt sich die Frage, ob diese Mediziner noch den Zeitgeist repräsentieren. Hat sich nicht längst ein erheblicher Teil des „Heilungsgeschehens" unabhängig vom aktuellen Medizinbetrieb gemacht? Könnte darin die Antwort liegen, warum die damalige Nürnberger „Arbeitsgruppe Biologische Krebstherapie", an der Kappauf maßgeblich mitwirkte, auf 15.000 in einem Buch verteilte Fragebögen zur Spontanremission bei Krebs lediglich 23 zurückbekam? Lässt sich aus dieser geringen Zahl wirklich die Schlussfolgerung ziehen: „Diese geringe Anzahl lässt bereits die Seltenheit von Spontanremissionen bei Krebs erkennen."³ Möglicherweise hat sich das Leben spontan geheilter Menschen so radikal verändert, dass sie anderes im Sinn hatten, als Fragebögen auszufüllen.

Es drängt sich in diesem Zusammenhang eine berühmt gewordene Szene auf, die sich vor Jahren auf einem Symposion über „Nahtod-Erfahrungen" abgespielt hat. Ein Themengebiet, das jahrelang einer ähnlichen Tabuisierung ausgesetzt war wie Spontanheilungen. Dort trat ein berühmter Herzspezialist auf, der entrüstet den „Nahtod-Erfahrenen" widersprach: Er habe in seiner langjährigen Praxis keinen einzigen „derartigen Fall" erlebt. Darauf stand eine Dame auf und antwortete dem Herrn Professor lächelnd: „Ich bin eine Ihrer Patientinnen; und auch ich habe eine Nahtod-Erfahrung durchlebt. Aber Sie wären der letzte Mensch gewesen, dem ich davon berichtet hätte!"

Es herrscht in den westlichen Gesellschaften noch immer die Überzeugung vor, es müsse alles „wissenschaftlich erforscht" werden, sonst sei es nicht bewiesen. Wenn man sich den Unsinn vor Augen hält, den weltberühmte wissenschaftliche Akademien über Jahrhunderte als „bewiesen" einem leichtgläubigen Publikum offerierten, dann mögen Zweifel an dieser Art von „Wissenschaftlichkeit" erlaubt sein. Gerade in jenen Bereichen, die tiefe innere Erfahrungen betreffen, herrscht ein überaus großes – und vielleicht berechtigtes – Zögern vor, damit an die Öffentlichkeit oder in ein wissenschaftliches Labor zu gehen. Seit den Zeiten, als 1893 mit Swami Vivekananda erstmals ein „echter Yogi" in den Westen kam, wurde immer wieder der Wunsch seitens Wissenschaftlern aller Art geäußert, Yoga- oder Meditationserfahrungen unter Laborbedingungen zu testen. Bisher mit bescheidenen Erfolgen. Aus einem einfachen Grund: Wem eine tiefgreifende, seelisch berührende spirituelle Erfahrung zuteil geworden ist, der hat auch nicht das geringste Interesse, damit an irgendein wissenschaftliches Institut zu gehen. Seitens der Wissenschaft sollte respektiert werden, dass sich das „Heilige" und das „Profane" ausschließen. Ein Meister Eckhart mit Sonden am Kopf, während er in tiefer Versunkenheit sitzt, ist einfach außerhalb des Vorstellbaren!

Unter dieser Voraussetzung ist es mehr als verständlich, wenn der Harvard-Mediziner Andrew Weil zu dem Schluss kommt, dass bestimmte Heilungsvorgänge sich in Zukunft anders als gewohnt abspielen werden. „Bisher haben sich nur wenige Ärzte und Wissenschaftler mit Fallbeispielen von Heilungen beschäftigt, so dass es nicht überrascht, wenn manchem das Phänomen „Spontanheilungen" obskur und das Konzept eines inneren Heilungssystems immer noch befremdlich erscheint. Ich behaupte hingegen: Je mehr wir uns mit diesem Konzept anfreunden, desto mehr Heilung werden wir in unserem Leben erfahren, und desto weniger werden wir gezwungen sein, auf medizinische Interventionen zurückzugreifen, die nicht nur unnütz, sondern mitunter auch schädlich und extrem kostenintensiv sind. Mit einer heilungsorientierten Medizin wäre uns wesentlich mehr gedient als mit dem gegenwärtigen System. Sie wäre unbedenklicher und wirksamer und nicht zuletzt auch billiger."[4]

Dieses Buch ist kein Buch, das gegen die moderne Medizin gerichtet ist. Es soll überhaupt kein Buch „gegen" etwas sein. Es versteht sich als Plädoyer für das LEBEN. In diesem Leben steht der Patient im Vordergrund, nicht die Therapie und nicht der Therapeut. Daher geht es nachfolgend vorrangig auch nicht um „Spontanremission", sondern um „Spontanheilung". Um Heilung in jenem Sinn, den uns gegenüber ein behandelnder Orthopäde nach einem Beinbruch beschrieb: „Ich bin nur ein guter Handwerker. Die Heilung geschieht auf einer anderen Ebene." Diese „andere Ebene" gilt es im Folgenden zu thematisieren. Dabei verlassen wir vielleicht die Ebene der Medizin ein ganzes Stück, um uns in einen spirituellen Bereich zu begeben; denn auch die Mediziner mussten bei ihren Untersuchungen zur Spontanremission feststellen, dass 54% der untersuchten Menschen angaben: „Erst ein veränderter Blick auf die eigene Existenz und deren Sinn, also ein tiefgreifender spiritueller Wandel, habe den entscheidenden Anstoß zur Besserung gegeben."[5]

Es wird also in den kommenden Abschnitten um Spiritualität, um Hingabe, um Dankbarkeit und Demut und um die Dimension des Wunderbaren gehen. Es wird um Geschehnisse gehen, die wir vielleicht nicht zu erklären vermögen, die aber dennoch geschehen sind – und weiterhin geschehen. Zu wissen, dass es all dieses gibt, schenkt einer nach Heilwerdung und Ganzheit suchenden Menschheit Mut, Hoffnung und Zuversicht!

I

Spontanheilung – Rückblick und Ausblick

„Es liegt mir fern, die moderne Medizin und Chirurgie irgendwie herabzusetzen, ich hege im Gegenteil große Bewunderung für beide. Aber ich habe Blicke tun dürfen in die ungeheuerlichen Energien, die der Persönlichkeit selbst innewohnen, und in solche von außerhalb liegenden Quellen, die unter gewissen Bedingungen durch sie hindurch strömen und die ich nicht anders als göttlich bezeichnen kann. Kräfte, die nicht allein funktionelle Störungen heilen können, sondern auch organisch bedingte, die sich als bloße Begleiterscheinungen seelisch-geistiger Störungen herausstellen."

C.G. Jung

Es ist ein erstaunliches Phänomen, dass die abendländische – christliche – Kultur, die ja schon von ihrem Begründer her mit dem Thema „Wunderheilung" konfrontiert ist, sich in den letzten Jahrhunderten seitens ihrer wissenschaftlichen Repräsentanten so radikal ablehnend gegenüber allem verhalten hat, was in dieses Umfeld zu zählen ist. Man könnte meinen, es habe Paracelsus, Mesmer oder Hahnemann und ihre Nachfolger nie gegeben. Herbert Kappauf bringt die aktuelle Problematik auf den Punkt, wenn er bemerkt: „Allein der Wortteil „Psycho" reichte offensichtlich aus, um bei vielen medizinischen Meinungsmachern wissenschaftliche Neugierde in reserviert freundliche Entschuldigungen zu verwandeln."[6] Diese Einsicht deckt sich mit dem Schreiben eines Arztes, den die Amerikaner Hirshberg und Barasch in ihrer umfangreichen Studie über Spontanheilungen anführen: „Ein weiterer Arzt schrieb ziemlich besorgt, dass er mit der Veröffentlichung eines einzigen Artikels zu dem Thema seine Karriere aufs Spiel gesetzt habe. Spontanheilungen, so dämmerte uns, waren zu einer Art Tabuthema geworden. Wie viele solcher Heilungen waren niemals dokumentiert worden? Und aus welchen Gründen? Die Fälle, so sagten wir halb im Scherz, waren die „Ufos der Medizin"."[7]

Diese zwei kurzen Anekdoten umreißen gut das Gesamtproblemfeld, das sich bis in die Gegenwart nur minimal verändert hat. Noch immer ist die Ablehnung des Phänomens weitverbreitet, wobei es Abstufungen gibt, die von Spontanremission über Spontanheilung bis zur Wunderheilung reichen. Dabei nimmt die medizinische Akzeptanz verständlicherweise vom Ersten zum Letzten dramatisch ab. Es scheint noch immer weitgehend eine Einstellung des „Was nicht sein darf, darf nicht sein können" vorherrscht. Wenn man bedenkt, unabhängig von historischen Vorläufern, wie lange das Thema inzwischen von seriösen Wissenschaftlern vorgetragen wird und welche nachhaltige Resonanz es in der Öffentlichkeit erhielt und weiterhin erhält, dann drängt sich dem unvoreingenommenen Beobachter der Verdacht auf, es hier mit einer ungeheuren Ignoranz zu tun zu haben. Werfen wir einen Blick zurück.

Rückblick

In den Sechzigerjahren des 20. Jahrhunderts war es Dr. Lawrence LeShan, ein ausgebildeter klinischer Psychologe, der begann, die möglichen seelischen Hintergründe von Krebserkrankungen zu erforschen. Er schildert diese Pionierzeit in seinem längst zum Klassiker gewordenen Buch „Psychotherapie gegen den Krebs": „Als mir die notwendigen Mittel dann zur Verfügung standen, stellte ich zu meiner großen Überraschung fest, dass kein Krankenhaus und kein Forschungszentrum im Großraum New York mir den erbetenen Zutritt gewähren wollte, obwohl es mir damals allein darum zu tun war, mit Krebspatienten ins Gespräch zu kommen und sie zu befragen (ihr Einverständnis dazu vorausgesetzt). In einigen Fällen gaben die Chefärzte und andere klinische Mitarbeiter mir im persönlichen Gespräch ihre Überzeugung zu erkennen, dass ich wohl einer sehr bedeutsamen Sache auf der Spur sei, ihre Institution damit aber in „ein schlechtes Licht" bringe."[8] Mag man für dieses zögerliche Verhalten angesichts einer bestimmten vorherrschenden Meinung im Medizinbetrieb der USA in jener Zeit noch Verständnis aufbringen, so nimmt es doch absurde und äußerst bedenkliche Züge an, wenn ihm der angesehene Leiter einer Krebsstation ins Gesicht sagt: „Auch wenn Sie in zehn Jahren Ihre Theorie beweisen können, werde ich Ihnen nicht glauben."[9] Hier wird eine Pseudo-Wissenschaft zur Erkenntnisverhinderung, weshalb Kritiker dieser Art von Medizinern „Dogmen-Gläubigkeit" vorwerfen und ihre Einstellung damit ins Gebiet der Religion rücken.

LeShan blieb beharrlich, doch er musste fünfzehn weitere Absagen großer Krankenhäuser hinnehmen, die sich entweder mit

„Raummangel" herausredeten oder ganz unverblümt erklärten, sie wollten mit „dieser Art Forschung" nicht in Verbindung gebracht werden. Manchmal musste er sich gar den Vorwurf der „Scharlatanerie" gefallen lassen.[10] Dennoch blieb LeShan seiner Idee treu und durfte erleben, dass im Jahr 1974 die „Erste Weltkonferenz über Spontanheilung" an der Johns Hopkins University School of Medicine stattfand. Es sollte allerdings die einzige bleiben! Interessant anzumerken ist in diesem Zusammenhang, dass es auch die Johns Hopkins Klinik war, die später „Therapeutic Touch", die amerikanische Form des geistigen Heilens, als erste in den USA für ihre Patienten zuließ. Zu verdanken war dies der amerikanischen Theosophin Dora Kunz, welche die Grundlage dieser Form des Heilens mit den Händen schuf. Sie war dazu sehr geschickt vorgegangen, indem sie zu ihren Kursen anfänglich nur medizinisch vorgebildete Teilnehmer zuließ. Sie kannte die Vorurteile ihrer Landsleute!

Ein konkretes Beispiel mag die teilweise unfassbaren Vorgänge dokumentieren, die sich in Kliniken abspielten, wenn die Mediziner und das Pflegepersonal mit einem Fall von „Spontanheilung" konfrontiert waren. Eine amerikanische Ordensschwester war schwer an Multipler Sklerose erkrankt und saß jahrelang im Rollstuhl. Sie erlebte eine Gebetsheilung, die Hirshberg/Barasch detailliert schildern. Nachdem die Patientin wieder zu laufen vermochte, ging sie mit ihrem Mann in jenes Krankenhaus, in dem sie die ganze Zeit behandelt worden war. „Die Ärzte, die sie dort untersuchten, waren völlig konsterniert. Als die Krankenschwestern davoneilten, um ihre Unterlagen zu holen, und die Patienten die Hälse reckten und zu ihr herüber starrten, kippte unter den Ärzten die Stimmung: „Ein Arzt blickte mich an und fing an zu lachen. Er hielt mich für eine Zwillingsschwester, die ihn an der Nase herumführen wollte." Ihr Neurologe wurde wütend! Er sagte, bei MS gibt es keine Heilung, keine Wunder. Er rief Pfleger herbei und behauptete, ich sei eine Schwindlerin und Betrügerin." Ihr Orthopäde versteckte sich hinter Röntgenaufnahmen und begriff nicht, was vor sich ging. Ihr Urologe, der bei der letzten Untersuchung festgestellt hatte, dass ihre Inkontinenz von einer auf mehrfache Normalgröße angeschwollenen Blase herrührte, entdeckte verblüfft, dass das Organ wieder eine normale Ausdehnung hatte. Er sagte, er habe keinerlei Erklärung dafür, es sei das Tollste, was er in seiner langjährigen Praxis erlebt habe." Dann weinte er."[11] Zumindest der Urologe zeigte eine „natürliche" Reaktion, die man angesichts des Außergewöhnlichen der Situation allgemein erwartet haben würde. Die Notwendigkeit, das eingefahrene Weltbild, das über Jahre ein sicherer Boden gewesen zu sein schien, in Abrede zu stellen und einen neuen Ansatz zu verinnerlichen, stellt für viele Mediziner offensichtlich eine so dramatische Gefährdung ihrer inneren Sicherheit dar, dass sie diese Gefährdung schlichtweg durch Leugnung der Tatsachen zu beseitigen trachten. Es erscheint, bei nüchterner Betrachtung der Sachlage, nicht ausgeschlossen, dass die Gesellschaft tatsächlich abwarten muss, bis eine ganze Generation von Agnostikern in den Ruhestand gegangen ist, ehe sich ein neues Paradigma durchsetzen kann. Es drängt sich das alte Bonmot auf, wonach eine neue Erkenntnis in der Wissenschaft sich nicht durch das Überzeugen ihrer Gegner durchsetze, sondern durch deren Aussterben!

Selbst grundsätzliche Befürworter einer neuen Einstellung zeigen Verständnis für die Haltung der Kollegen und schieben die Verantwortung für den sich im Schneckentempo vollziehenden Fortschritt „unwissenschaftlichen" Befürwortern zu. „Das Thema

Spontanremission bei Krebs ist schwierig und bringt oft denen Schwierigkeiten, die sich damit ernsthaft beschäftigen wollen. Groß ist die Angst von Wissenschaftlern, in den Augen der Kollegen mit diesem Thema in die Unwissenschaftlichkeit abzudriften und die berufliche Karriere zu gefährden. In der Tat überwiegen unkritische bis gelegentlich offen wissenschaftsfeindliche Diskussionen des ungewöhnlichen Phänomens. Damit wird es umso interessanter für die Medien, die sich ihm mit eher schillerndem Sensationsgeheische zuwenden, das sich oft mehr an Auflagen und Quoten orientiert anstatt an sachlicher Information."[12]

Hier kommt doch Verwunderung auf. Weil die „Fachleute" sich aus Feigheit und Karrieresucht weigern, sich mit einem Thema auseinanderzusetzen, wird es in die Unwissenschaftlichkeit abgeschoben, da diejenigen, die sich dem Phänomen stellen, keinen Dr.med. vor ihrem Namen tragen. Die Kritik, die Medizin sei von ihrem Wesen her keine Wissenschaft, erhält durch solche Ausführungen natürlich neue Nahrung. Wissenschaft zeichnet sich gerade dadurch aus, dass sie aufgestellte Hypothesen der Falsifizierbarkeit unterwirft. Ein einziger echter Fall von Spontanheilung widerlegt die medizinische Diagnose von der „Unheilbarkeit". Die „Halbgötter in Weiß", so sie sich denn als solche gerieren, müssen von ihrem Thron herabsteigen, um das bisher Undenkbare neu zu betrachten und das eigene festgefahrene Weltbild zu revidieren. Es geht nicht mehr um „wissenschaftlichen Fortschritt", also um die kleinen Verbesserungen von Therapien, sondern um ein radikales Umdenken über das Wesen des Menschen! Solange aber die Ärzte – und wir kennen selbst genügend Beispiele – ihre Patienten zu Heilern der verschiedensten Art senden, aber ihnen auf den Weg geben: „Bitte erwähnen Sie Kollegen gegenüber nicht, dass Sie den Tipp von mir haben!", wird sich kaum etwas ändern.

Es gibt zwar inzwischen mehr als eintausend gut dokumentierte Fälle von Spontanheilungen[13], aber in der medizinischen Forschung wird dies nahezu vollständig ausgeblendet. In seinem letzten Buch berichtet Lawrence LeShan, der auch im Alter von fast neunzig Jahren noch immer für die Anerkennung all jener Phänomene kämpft, die gerne mit den drei Buchstaben PSI zusammengefasst werden, über die Realität in wissenschaftlichen Kreisen im 21. Jahrhundert. „Vor einigen Jahren richtete ich im Rahmen meiner Erforschung der Geistheilung zusammen mit einem Chemie-Professor an der Universität Columbia eine Studie ein. Die Frage war, ob ich aus der Ferne die Messungen, die an Lösungen verschiedener Salze in Wasser vorgenommen wurden, beeinflussen konnte. Ich ging nur ein einziges Mal in das Labor, wo die Apparate aufgestellt werden sollten, und zwar vor Beginn der eigentlichen Studie, und betrat dann das Gebäude nie wieder. Aus meinem Büro in mehreren Metern Entfernung versuchte ich eine Woche lang, jeden Tag um eine bestimmte Uhrzeit, die Lösungen zu „heilen". Davor und danach wurden Messungen vorgenommen. Nach Ablauf der Woche sagte mir der Professor, die Ergebnisse seien eindeutig signifikant. Würden sie jedoch veröffentlicht, wäre damit seine Karriere für immer ruiniert. Er brach das Experiment ab und weigerte sich, mir die Daten auszuhändigen."[14]

Solange diese Feigheit und Ignoranz in weiten Kreisen des heutigen Wissenschaftsbetriebes weiterhin dominieren, wird es Aufgabe der Öffentlichkeit und von Publikationen wie der vorliegenden sein, die Missstände deutlich zu benennen und darauf hinzuweisen, welche Erkenntnisse der leidenden Menschheit noch immer vorenthalten werden. Im gleichen Atemzug soll auch darauf hingewiesen werden, wie die Realität in der modernen Gesundheitsfürsorge tatsächlich aussieht. „2004 wurden in den USA 1,9 Billionen Dollar für das Gesundheitswesen ausgegeben, das sind 16 Prozent des Bruttoinlandsproduktes. Und was haben wir im Gegenzug dafür erhalten? Nun, je nach Quelle ist die häufigste (vielleicht auch nur die dritthäufigste) Todesursache in den USA nicht Krebs, nicht Herz-Kreislauf-Erkrankungen, sondern ... die Ausübung der Medizin.

...

Die geschätzte Anzahl iatrogenischer Todesfälle – das heißt, Todesfällen, die unabsichtlich durch Ärzte, medizinische Behandlungen oder diagnostische Verfahren zustande kamen – liegen in den Vereinigten Staaten bei jährlich 783 936. Diese Zahl tauchte in einem Bericht auf, der passenderweise „Death by Medicine" (Tod durch Medizin) heißt und von drei Ärzten und zwei promovierten Philosophen verfasst wurde. Im Vergleich zu diesen fast 784.000 Toten durch iatrogene Folgewirkungen verursachte die zweithäufigste Todesursache, die Herz-Kreislauf-Erkrankungen, knapp 700 000 Todesfälle, und die dritthäufigste Ursache war Krebs mit 550 000 Toten. Diese Zahlen zeigen, dass man die Medizin mit Fug und Recht als wichtigsten Feind der öffentlichen Gesundheit bezeichnen könnte."[15]

Doch soll dieser „Rückblick" nicht mit dieser schrecklichen Zahl beschlossen werden. Es gibt auch immer wieder unerwartete Licht-Blicke. In den letzten Jahren war das Buch „Blick in die Ewigkeit" des amerikanischen Neurologen Eben Alexander in fast allen Bestsellerlisten rund um den Globus. Alexander war ein klassischer Mediziner und ein gläubiger Verfechter des neurowissenschaftlichen Dogmas: „Die moderne Neurowissenschaft gestattet keinen Zweifel daran, dass das Gehirn das Bewusstsein hervorbringt – den Verstand, die Seele, den Geist oder wie immer

Sie diesen unsichtbaren, immateriellen Teil von uns nennen wollen, der uns wirklich zu dem macht, was wir sind –, und ich war fest davon überzeugt, dass diese Lehrmeinung stimmt."[16] Doch dann erkrankte Dr. Alexander lebensgefährlich – und durchlebte eine denkwürdige Nahtod-Erfahrung. Danach wurde aus dem Saulus ein Paulus, der sich inzwischen vehement dafür einsetzt, auch in den Neurowissenschaften zu einem radikalen Umdenken zu kommen. Heute vertritt er eine Überzeugung wie LeShan, indem er darlegt: „Diejenigen, die behaupten, es gäbe keine Beweise für Phänomene, die auf ein erweitertes Bewusstsein hinweisen, obwohl es überwältigende Belege dafür gibt, sind willentlich unwissend. Sie glauben, dass sie die Wahrheit kennen, ohne sich die Fakten anschauen zu müssen."[17]

Ausblick

Die Auffassungen über die Häufigkeit von Spontanheilungen gehen weit auseinander. Hirshberg/Barasch sind eher optimistisch: „Schon die Recherchen zu diesem Buch förderten Dutzende von Fällen zutage, über die in der Literatur niemals berichtet wurde. Und wie viele wertvolle Krankengeschichten mögen noch in den Aktenschränken von Ärzten in aller Welt unter Verschluss liegen?"[18] Inka Kübel äußert sich nur ein Jahr später deutlich zurückhaltender: „Spontanremissionen sind extrem selten. Die Chance, eine Spontanremission zu erleben, liegt nach Schätzungen verschiedener Wissenschaftler bei 80.000 – 100.000 zu 1. Allerdings könnte die Dunkelziffer relativ hoch sein. Denn viele staunen zwar, wenn im Laufe ihrer ärztlichen Praxis ein solcher Patient auftaucht, klappen dann aber die Krankenakte zu, so dass der Fall letztlich im Dunkeln bleibt. Oder der inzwischen totgeglaubte Patient meldet sich nach seiner Genesung nicht mehr, so dass der Fall nicht dokumentiert wird. Auch kommt es vor, dass Ärzte sich scheuen, in der medizinischen Fachliteratur über solche Fälle zu berichten, weil das die Kritik ihrer Kollegen heraufbeschwört. Die Wissenschaftlergemeinde beobachtet sich gegenseitig nämlich scharf, und wer sich Themen annimmt, die nach streng wissenschaftlichen Kriterien nur schwer zu beurteilen sind, oder Thesen aufstellt, die nicht wirklich nachprüfbar sind, kann sehr schnell an den Rand gedrängt werden und als unseriös gelten."[19] Diese Hinweise sind uns mittlerweile gut vertraut. Wenn man sie berücksichtigt, dann dürfte die Relation von 80.000 zu 1 nicht mehr haltbar sein. Es erscheint keinesfalls ausgeschlossen, dass die Realität eher ähnlich jener bei Nahtod-Erfahrungen ist. Als Raymond Moody sein erstes Buch zu diesem Thema veröffentlichte, ging man davon aus, derartige Erfahrungen seien eine extrem seltene Ausnahme. Heute, mehr als drei Jahrzehnte später, liegen die Schätzungen hinsichtlich solcher Erfahrungen bei acht bis zehn Prozent der Gesamtbevölkerung! So können sich scheinbare „Realitäten" verschieben. Trotzdem dürften viele Ärzte zögern, sich so offen wie Herbert Kappauf zu einer Bejahung von Spontanremissionen zu bekennen. „Auch als niedergelassener Krebsspezialist habe ich inzwischen mehrere Fälle von Spontanremissionen bei Patienten mit Tumorerkrankungen erleben dürfen. Die wissenschaftliche Befangenheit im Umgang mit dem Thema Spontanremission ist geringer geworden."[20] Dieser kleine Fortschritt dürfte dazu führen, dass wir in Zukunft weitaus mehr Berichte über außergewöhnliche Heilungen erfahren werden. Letztlich ist auch das vorliegende Buch ein Baustein auf diesem (für diesen) Weg.

Bruce Lipton und Steve Bhaerman gehören zur Speerspitze jener Wissenschaftler und Autoren, die den kommenden Paradigmenwechsel bereits am Horizont aufleuchten sehen. Sie vertreten die Überzeugung, dass es nur einer „kritischen Masse" bedarf, um ein Umdenken auf globaler Ebene einzuleiten. „Auch wenn es nicht so aussieht: Die Zukunft liegt in unseren Händen. Um diese Zukunft zu sichern, müssen wir uns allerdings zuerst mit dem Wissen darüber stärken, wer wir wirklich sind. Ein fundiertes Verständnis davon, wie unsere Programmierungen unser Leben formen und wie wir diese Programmierungen ändern können, wird uns helfen, unsere Bestimmung neu zu definieren.

„Spontane Evolution" beruht auf der Vorstellung, dass auf diesen Planeten eine Wunderheilung zukommen kann, wenn wir die kollektive Verantwortung dafür übernehmen, gemeinsam den „Garten" zu pflegen, statt den Rasen nur zu nutzen, um uns die Köpfe einzuschlagen. Ist diese Überzeugung wirklich in den Herzen und Köpfen einer kritischen Anzahl von Menschen verankert und leben diese Menschen aus dieser Überzeugung heraus, dann wird unsere Welt aus der Dunkelheit auferstehen, und zwar auf eine Weise, die einer Spontanheilung oder einer spontanen Evolution gleicht."[21]

Es wäre wunderbar, sollte sich diese kühne Prophezeiung bewahrheiten. Wenn man allerdings bedenkt, was der Mediziner Joseph DeCourcy bereits kurz vor Beginn des Zweiten Weltkrieges im „Journal of Medicine" schrieb, bleiben doch Bedenken bestehen. „In der Natur gibt es keine Zufälle. Diese vermeintlichen Ausnahmen von der Regel, wonach jeder bösartige Tumor ad infinitum weiterwächst, illustrieren das Wirken eines Naturgesetzes, das wir noch nicht kennen. Ich glaube, es ist von höchster Bedeutung, diese Fälle eingehend zu erforschen, um, sofern möglich, einen Einblick in die Heilmethoden der Natur zu gewinnen und herauszufinden, wie man ihr die Arbeit erleichtern kann."[22] De Courcey bringt zwei wesentliche Punkte zusammen: Eine schwerwiegende Erkrankung ist kein „Zufall" und der Mensch kann der „Natur die Arbeit erleichtern". Studiert man die Werke jener Verfasser, die sich mit dem Thema Spontanheilung aufgeschlossen befasst haben, wird man unschwer feststellen, dass ihre Beobachtungen in die gleiche Richtung zielen.

Inka Kübel befragte die Biochemikerin Caryle Hirshberg über Auffälligkeiten bei Menschen mit Spontanheilungen und erhielt eine Reihe bemerkenswerter Antworten: „Was ich auf jeden Fall sagen kann, ist, dass jeder von ihnen mit etwas in Berührung gekommen ist, was für sie oder ihn ganz wesentlich ist, dass sie einen Zugang zum innersten Kern ihrer Persönlichkeit gefunden haben und dann Verhaltensweisen, Lebenseinstellungen und Praktiken entwickelten, die möglichst übereinstimmend mit ihrem innersten Selbst sind. ... Es gibt im Leben einen Umschwung vom täglichen Vorsichhinleben, das wir alle in unserem normalen Leben kennen, hin zu der Empfindung der Unmittelbarkeit des Lebens. Dieser Umschwung hat bei jedem stattgefunden, er kann aufgrund einer religiösen Erfahrung eingetreten sein, er kann gekommen sein, weil man ihnen sagte, dass es für sie keine Hoffnung mehr gäbe, und sie darüber in Wut gerieten. Bei anderen Menschen wiederum trat er mit ihrer Ergebung in ihr Schicksal ein. Aber immer gab es diesen Wendepunkt."[23]

Hirshberg schildert hier einige grundlegende Prozesse, die sich in den folgenden Kapiteln noch in zahlreichen Variationen wiederfinden lassen. Heilung hat etwas mit Umkehr, mit Veränderung zu tun. Damit stehen wir wieder am Anfang der neuen Zeitrechnung, denn auch der größte Heiler in der Geschichte der

Menschheit schrieb jedem derjenigen, die er heilte, ins Gewissen, nunmehr „umzukehren und nicht mehr zu sündigen". Dabei sollte das Wort „Sünde" hier in seiner Bedeutung von „absondern" verstanden werden; denn es handelt sich um ein Sich-Absondern vom Ganzen und damit um eine Trennung von der Göttlichen Quelle des Lebens. In vielen der ungewöhnlichen Heilungen, die wir nachstehend erörtern werden, geht es um die Rückkehr zur Quelle und um eine erneute Ganzwerdung. Wer innerlich in Disharmonie lebt oder von innerer Unordnung bestimmt wird, kann nicht wahrhaft gesund werden. Gesundheit und innere Ordnung stehen in einem unmittelbaren Zusammenhang. Man kann bei einem Erkrankten zwar jedes Organ auswechseln, aber man kann den inneren Menschen damit nicht verändern. Dies kann nur er selbst!

II

Der Mensch ist mehr als sein Körper

„Denn in dir wohnt das Licht der Welt, das einzige, das deinen Weg bestrahlt. Vermagst du nicht, es in dir zu erkennen, du wirst es anderwärts vergebens suchen. Und dennoch liegt es jenseits deiner selbst. Dringst du zu ihm, hast du dich selbst verloren. Und unerreichbar ist's, denn immer weicht's zurück. In seinen Lichtkreis magst du dringen, doch seine Flamme wirst du nie berühren."

– Licht auf den Pfad –

Will man zu einem tieferen Verständnis des Heilungsgeschehens gelangen, ist es unverzichtbar, sich zumindest mit den Grundgedanken der „feinstofflichen Anatomie" des Menschen zu befassen. Schon Paracelsus prägte in diesem Zusammenhang den Begriff vom „Astralkörper", um zum Ausdruck zu bringen, dass es eine verhängnisvolle Verkürzung darstellte, wollte man den Menschen allein auf seine physische Form reduzieren.

In den letzten dreißig Jahren haben vor allem die zahllosen Berichte von Menschen, die eine „Nahtod-Erfahrung" durchlebten, ein facettenreicheres Bild von den höheren Aspekten der verkörperten Persönlichkeit gezeichnet. Daraus wird deutlich, dass die schlichte Dreiteilung der monotheistischen Religionen in Geist – Seele – Körper nicht differenziert genug ist. Ganz abgesehen von dem Umstand, dass in ihnen der Geist inzwischen weitgehend verschwunden ist und nur eine simplifizierende Körper-Seele-Konzeption übrig geblieben ist, die zudem dogmatisch durch eine seltsame Schwammigkeit charakterisiert ist.

Da es kaum möglich ist, das „Phänomen Spontanheilung" zu verstehen, ohne ein erweitertes Bild vom Menschen zu zeichnen, soll nachstehend zumindest in Umrissen angedeutet werden, welche Auswirkungen jene höheren Träger, die man allgemein als Äther-, Astral- und Mentalkörper bezeichnet, auf die verschiedenen körperlichen und seelisch-geistigen Prozesse zeitigen. Die Ethnologin Marja de Vries geht in ihrem Buch „Nur der ganze Elefant ist die Wahrheit", in dem sie einen Brückenschlag zwischen Wissenschaft und Spiritualität versucht, auch auf die energetischen Prozesse bei Heilbehandlungen ein. „Um einem Menschen bei der Wiederherstellung seines energetischen Gleichgewichtes zu helfen, konzentrieren Heiler und Schamanen sich auf die Wiederherstellung dieses Gleichgewichtes in den nicht-physischen Körpern, weil die physischen Symptome eine Folge des energetischen Ungleichgewichtes sind. Energieheiler aktivieren also auf diese Weise die Selbstheilungskräfte. Weil es nun einmal so ist, dass höhere Schwingungen niedrigere umwandeln, tritt Folgendes ein: Sobald das Gleichgewicht in den nicht-physischen Körpern wiederhergestellt ist, beginnt auch der physische Körper wieder gemäß diesem Gleichgewicht zu schwingen. Wenn der physische Körper wieder in diesen (wieder im Gleichgewicht befindlichen) Frequenzen schwingt, ist die Ursache der physischen Symptome behoben, und sie werden daher mit der Zeit von selbst verschwinden."[24] Diese Ausführungen beschreiben gut die Grundidee, wie aus den höheren Körpern Impulse zur Heilung auf die menschliche Körperhülle ausgesandt werden.

Wenn man dieses Konzept versteht, wird deutlich, warum das alte phänomenologische Modell, dem auch Goethe große Sympathien entgegenbrachte, zu kurz greift. Die „Erscheinung" ist keinesfalls „alles, was zählt". Es bedarf doch der Metaphysik, um das zu Unrecht heutzutage so entstellte Wort von der „Esoterik" nicht zu verwenden. Die Einflussnahme geschieht immer vom Grobstofflichen zum Feinstofflichen. Man kann dann zwar wieder vom Grobstofflichen auf das Feinstoffliche zurückschließen – doch sollten Ursache und Wirkung sorgfältig unterschieden werden!

Wenn man dieses Modell ernst nimmt, liegt in ihm beispielsweise auch der Schlüssel zum Verständnis der so umstrittenen Hochpotenzen in der Homöopathie. Wenn jenseits der D23 kein Atom oder Molekül der Ausgangsarznei mehr vorhanden ist, dann beginnt danach, pharmakologisch gedacht, das „Nichts". Bemerkenswerterweise werden jedoch seit den Tagen Hahnemanns mit diesem „Nichts" phänomenale Heilerfolge erzielt. Wenn man für „Nichts" die Begriffe Ätherkörper oder Astralkörper einsetzt sowie als Wirkkraft „feinstoffliche Energie", dann gewinnt das ganze Geschehen plötzlich seine Sinnhaftigkeit – zumindest für jene Forscher, die den Menschen nicht auf reine Materie reduzieren wollen.

Es würde den Rahmen dieser Publikation sprengen, im Detail auf die sehr umfangreiche Literatur zum Thema „Höhere Körper" einzugehen. Deshalb mögen einige wenige Grundgedanken genügen, um zumindest die drei unmittelbar auf das Heilungsgeschehen einwirkenden Körper zu charakterisieren. Der englische Theosoph Arthur E. Powell hat die bis heute grundlegenden Abhandlungen zu diesem Thema verfasst.[25] Er beschreibt den Ätherkörper folgendermaßen: „Jeder feste, flüssige und gasförmige Bestandteil des physischen Körpers wird von einer Ätherhülle umgeben. Wie der Name schon sagt, handelt es sich daher bei dem ätherischen Doppel um ein genaues Duplikat der grobstofflichen Form. Es ragt etwa einen halben Zentimeter über die Haut hinaus. Die Äther- oder Gesundheitsaura hingegen umgibt den Körper gewöhnlich in einer Breite von mehreren Zentimetern."[26] Diese feinstofflichen Sensoren sind es beispielweise, die sofort Sympathie oder Antipathie anzeigen oder beim Betreten eines Raumes Wohlbefinden oder Unwohlsein signalisieren. Auch bei Heilweisen, die mit dem Handauflegen arbeiten, spielen diese unmittelbar an den physischen Körper angrenzenden feinstofflichen Hüllen eine entscheidende Rolle.

„Es handelt sich beim Ätherkörper nicht um einen eigenständigen Bewusstseinsträger, obwohl er für das Leben des physischen Körpers unerlässlich ist. Die Ätherhülle nimmt die der Sonne entströmende Vitalkraft auf und verteilt diese, weshalb sie eng mit der physischen Gesundheit verknüpft ist. Sie besitzt ihre eigenen Chakras oder Energiezentren, von denen ein jedes eine bestimmte Funktion ausübt. Die Traumerinnerung hängt hauptsächlich von der Aktivität der Äthersubstanz ab. Sie trägt wesentlich zur Beschaffenheit des physischen Körpers bei, den ein sich inkarnierendes Ego annehmen wird. Ebenso wie dieser, wird auch die Ätherhülle zur gegebenen Zeit sterben und die „Seele" für die nächste Stufe auf ihrer zyklischen Reise freisetzen. Der Ätherkörper steht besonders mit der so genannten Energie- oder magnetischen Heilung in Verbindung, aber auch mit dem Mesmerismus zum Zwecke der Heilung, Betäubung oder Trance."[27] Wenn man diese höhere Dimension des Menschlichen akzeptiert, erschließen sich viele scheinbar unerklärliche Phänomene im Umfeld der Spontanheilungen. Verneint man diese Ebene des Lebens jedoch, muss man nahezu zwangsläufig auch diese Heilungsgeschehnisse ablehnen oder leugnen, denn mit dem herkömmlichen Welt- und Menschenbild einer materialistischen Anthropologie lassen sie sich in der Tat nicht erklären.

Der „Astralkörper" wird in der Fachliteratur auch als „Wunsch- oder Emotionalkörper" bezeichnet, da sich in ihm alle emotionalen Prozesse des Menschen abspielen. Ein großer Teil der gegenwärtigen Menschheit ist, so Powell und andere, nahezu vollständig „astral polarisiert". Damit soll ausgedrückt werden, dass diese große Gruppe weitgehend von ihrem Gefühlsleben geprägt wird und nur über ein gering ausgeprägtes Denkvermögen verfügt. Alle Triebe, jegliche Art des Verlangens und der Begierde sowie alle Arten von Süchten drücken sich über die niedrigen Qualitäten des Astralkörpers aus; während Mitgefühl und Liebe prägende Impulse seiner höheren Aspekte bilden. „Eine starke Erschütterung, zum Beispiel eine plötzlich auftretende Angst, kann dieses zarte Gewebe zerreißen und den Menschen, wie man sagt, verrückt machen. Ein gewaltiger Zornesausbruch kann die gleiche Wirkung hervorrufen. Jeder starke negative Gefühlsausbruch verursacht eine Art Explosion im Astralkörper."[28] In diesem Geschehen liegt unter anderem die Erklärung, warum häufig Krebs- oder anderen Erkrankungen irgendein einschneidendes Erlebnis vorausgeht: Ein Todesfall, ein Unfall, eine unerwartete Entlassung oder eine schmerzhafte Trennung. Derartige Ereignisse zeitigen nachhaltige Wirkungen auf das feine Gewebe des Astralkörpers und führen in vielen Fällen anschließend zu einer Erkrankung im physischen Körper. Wer diese dann nur auf der physischen Ebene zu therapieren versucht, wird, wie leicht einsichtig ist, naturgemäß zu kurz greifen. Es mag zwar zu einer kurzfristigen Veränderung der Symptomatik kommen, die Ursache für die jeweilige Erkrankung ist jedoch nicht beseitigt – es wird zu einem neuen Krankheitsbild kommen. Vor allem Lawrence LeShan hat in etlichen seiner Veröffentlichungen auf die Einflüsse von Gefühlen und Empfindungen bezüglich Krebserkrankungen hingewiesen.[29]

Es ist eine begrüßenswerte Entwicklung, dass in den letzten zwanzig Jahren eine Reihe von „Psycho-Ratgebern" erschienen ist, die, auf sehr unterschiedlichem Niveau, auf die „Kraft der Gedanken" hinweist. Der größte Teil dieser Publikationen zielt ab auf irdischen Erfolg und körperliches Wohlbefinden bei den Lesern, weshalb materielle Aspekte im Mittelpunkt der Erörterungen stehen. Dennoch sensibilisieren auch diese Veröffentlichungen für ein tieferes Verständnis jenes höheren Trägers menschlichen Bewusstseins, der als „Mentalkörper" bezeichnet wird. Über diesen wirken die eigenen Gedanken auf andere und die Gedanken anderer auf einen selbst ein. Die Art der Einwirkung hängt natürlich von der Prägung der Gedanken und der Kraft ab, mit der sie ausgesandt werden. „Da sehr viele Menschen weder klar noch stark denken, es sei denn, sie seien gerade unmittelbar mit etwas beschäftigt, was ihre ganze Aufmerksamkeit erfordert, werden sie zu anderen Zeiten von den Gedanken, die sie berühren, meist beträchtlich beeinflusst. Daher lastet auf jedem, der denkt, eine große Verantwortung, denn seine Gedanken werden, besonders wenn sie stark und klar sind, unweigerlich eine Vielzahl anderer Menschen berühren. … Es ist selbstverständlich wahr, dass ein wohlmeinender Gedanke andere in ähnlicher Weise zum Guten beeinflusst. So kann ein Mensch, der dies erkannt hat, es sich zur Aufgabe machen, zu einer wahren Sonne zu werden, die beständig auf alle Freunde und Mitmenschen Gedanken der Liebe, der Ruhe und des Friedens ausstrahlt. Nur wenigen ist klar, wie stark sie damit für das Gute wirken, wenn sie es nur wollen, allein durch die Macht der Gedanken."[30] Wenn man in diesem Zitat die Worte „Freunde und Mitmenschen" durch das Wort „Patienten" ersetzt, dann wird die Macht des Arztes hinsichtlich dessen, was er den Erkrankten, die vertrauensvoll zu ihm kommen, sagt oder nicht sagt, überaus deutlich. Dieses immens einflussreiche Verhältnis wird in den Kapiteln vier und fünf noch eingehend zu thematisieren sein, aber es ist höchst bedeutsam, seine Gesetzmäßigkeit zu verstehen. Gedanken sind gewaltige Kräfte, und „Gedanken verbrauchen Energie, genauso wie ein Marathonlauf".[31] Bemerkenswerterweise stammt der zweite Teil des Satzes nicht von einem Geisteswissenschaftler, sondern von einem Professor für Biologie! Auch die progressiven Kräfte in den Naturwissenschaften erkennen inzwischen die Wechselwirkung zwischen Geist und Materie an.

Es hat Fälle gegeben, in denen Menschen nur aufgrund einer falschen oder vertauschten Diagnose gestorben sind. Das Todesurteil: „Sie haben vielleicht noch sechs Wochen zu leben; Sie sollten Ihre Angelegenheiten regeln", reicht oft aus, um einen gesunden Menschen in wenigen Wochen sterben zu lassen. Arthur Powell macht deutlich, warum dies geschehen kann: „Gewöhnlich erzeugt jeder klare Gedanke eine neue Gedankenform; umgibt den Denker aber bereits eine Gedankenform derselben Art, so verschmilzt unter bestimmten Umständen ein neuer Gedanke zum selben Thema mit dieser alten Gedankenform und verstärkt sie, statt eine neue zu schaffen, weshalb der Mensch durch langes Brüten über einem Thema manchmal eine Gedankenform von ungeheurer Kraft gestalten kann."[32] Wenn also eine Diagnose „Sie haben Krebs im Endstadium" auf einen Menschen trifft, der sich, vielleicht durch Krebsfälle in der Familie, sein Leben lang vor einer Krebserkrankung gefürchtet hat, dann gleicht eine solche Aussage einem Todesurteil. Es ist erschreckend und gleichermaßen verantwortungslos, dass in der medizinischen Ausbildung diese Art einer „spirituellen Psychologie" nicht einmal im Ansatz gelehrt wird. Hier könnte ein unermessliches Leid vermieden werden, wenn große Teile der Ärzteschaft nur ansatzweise verstehen würden, welche Macht sie mit ihren Worten ausüben!

Was im persönlichen Dialog zwischen Arzt und Patient geschieht, vollzieht sich auf der gesellschaftlichen Ebene, wenn wieder einmal Epidemien drohen, seien es Schweine-Pest oder Vogel-Grippe oder ähnliche Drohkulissen. Um diese gesellschaftliche Dimension von Gedankenkräften zu verstehen, differenziert Powell zwischen „Gedankenwellen" und „Gedankenformen".

„Der Unterschied zwischen der Wirkung einer Gedankenwelle und der einer Gedankenform besteht darin, dass eine Gedankenwelle keine klare, in sich geschlossene Vorstellung, sondern eher einen Gedanken ähnlicher Art hervorruft. Eine Gedankenwelle wirkt also wesentlich weniger bestimmt, zieht aber einen weit größeren Kreis.

Eine Gedankenform hingegen überträgt eine klare, in sich geschlossene Vorstellung und übermittelt so die genaue Beschaffenheit des Gedankens an alle, die ihn empfangen können, kann dabei aber immer nur einen Menschen auf einmal erreichen.

Eine Gedankenwelle ist daher eminent anpassungsfähig; eine Welle der Verehrung wird Verehrung auch im Empfänger wecken wollen, selbst wenn der Gegenstand dieser Verehrung bei Sender und Empfänger ein völlig anderer sein kann. Eine Gedankenform aber ließe das exakte Abbild des Wesens entstehen, dem die Verehrung ursprünglich galt.

Ist der Gedanke ausreichend stark, so spielt die Entfernung keinerlei Rolle für die Gedankenform; der Gedanke eines gewöhnlichen Menschen ist jedoch zumeist schwach und diffus und deshalb außerhalb eines eng umgrenzten Bereiches wirkungslos. Eine Gedankenform der Liebe oder des Wunsches zu beschützen, die entschlossen auf einen anderen Menschen gerichtet ist, erreicht den Menschen, für den sie gedacht ist, und verbleibt als Abschirmung und Schutz in seiner Aura. Sie sucht jede Gelegenheit, dem Menschen zu dienen und ihn zu beschützen, nicht durch bewusstes und absichtliches Handeln, sondern durch blindes Befolgen des ihr auferlegten Impulses. Sie stärkt freundliche Kräfte, die auf die Aura treffen, und schwächt unfreundliche. So schaffen wir wahre Schutzengel um die, die wir lieben. So manches „Gebet" einer Mutter für ein weit entfernt lebendes Kind umkreist es und wirkt sich in der geschilderten Weise aus."[33] Hier treffen wir, wenn auch nicht direkt auf diesen Bereich bezogen, auf die Grundlagen für Phänomene wie Fernheilung oder Gebetsheilung, die in späteren Kapiteln noch detailliert erörtert werden. Entscheidend ist das Verständnis von der Wirkmächtigkeit des gesprochenen Wortes und selbst des unausgesprochenen Gedankens. Für jeden, der im heilerischen Bereich tätig ist, stellt die Anerkennung dieser Gesetzmäßigkeit ein unbedingtes „Muss" dar. Jeder Gedanke, jedes Wort, ja schon jede Geste übt einen nachhaltigen Einfluss auf einen Patienten aus, zumal sich dieser, aufgrund seiner Erkrankung, ohnehin in einem höchst sensiblen Bewusstseinszustand befindet. Erfreulicherweise werden diese zwischenmenschlichen, vielfach auch nonverbalen Beziehungen mittlerweile ernsthaft erforscht. Sie werden, nach einem ihrer Pioniere, „Rosenthal-" oder auch „Pygmalion-Effekt" genannt. Dabei zeigen sich weitreichende Wirkungen, wenn etwa „Depressionen bei Pflegeheimbewohnern durch höhere Erwartungen seitens des Pflegepersonals gelindert werden können".[34]

Die Forschung in diesem Bereich befindet sich leider erst am Anfang. Sie wird aber, so viel steht heute bereits fest, viel individualistischer sein müssen, als dies bisher der Fall und die bis dato übliche wissenschaftliche Vorgehensweise war. Menschen sind keine Maschinen, und die menschliche Psyche kann nicht wie eine Laboreinrichtung behandelt werden. Daher kann die gerne erhobene Forderung der „Reproduzierbarkeit", um einen so genannten „wissenschaftlichen Beweis" vorzulegen, von vorneherein aufgegeben werden. Keine zwei Menschen werden gleich reagieren, da sie nicht identische Mentalkörper aufweisen werden. Wer es „unspiritueller" ausdrücken möchte, der kann gerne von der „psychischen Ungleichheit" der Menschen sprechen. Die Gesetzmäßigkeiten bleiben unverrückbar, ihre Wirkungsweisen sind jeweils individuell. „Unsere gegenwärtige Fähigkeit, auf Gedanken zu reagieren, die von außen auf uns zukommen, hängt davon ab, welche Art von Materie wir in der Vergangenheit in unseren Mentalkörper eingebaut haben. Besteht dieser aus feinem Material, dann wird er auf rohe und böse Gedanken nicht reagieren, und diese können auch keinen Schaden stiften. Besteht er dagegen aus grobem Material, dann wird er von jedem vorbeiziehenden bösen Gedanken beeinflusst werden, auf gute Gedanken aber nicht reagieren und von ihnen keinen Nutzen ziehen.

Wenn wir mit einem Menschen in Berührung kommen, dessen Gedanken sich in hohen Regionen bewegen, dann werden seine auf uns einwirkenden Gedankenschwingungen in unserem Mentalkörper jene Materie in Schwingung versetzen, die darauf zu reagieren fähig ist, und diese Schwingungen werden etliches von jener Materie aufrühren und vielleicht auch austreiben, die zu grob ist, um diese hohe Schwingungsfrequenz mitmachen zu können. Inwieweit die Begegnung mit einem solchen Menschen für uns wohltätig sein kann, hängt deshalb weitgehend von der Qualität unseres bisherigen Denkens ab."[35]

Diese Darlegungen mögen dem einen oder anderen noch unvertraut sein, doch sie werden grundlegend sein für die kommende „neue Heilkunst". Sie werden eine neue Dimension des Heilens erschließen, in der zugleich auch eine neue Beziehung zwischen Therapeut und Patient zum Tragen kommen wird. Es wird der GEIST wieder in sein Recht eingesetzt, und die unheilsame Vorstellung vom „Mensch als Maschine" wird endgültig der Vergangenheit angehören. Zugleich wird allerdings auch der Patient eine neue Verantwortung für seine eigene Gesundwerdung übertragen bekommen, die dann im wahren Sinne des Wortes eine „Heil-Werdung" sein wird.

Dieses Buch versteht sich als Sachbuch, nicht als Ratgeber mit hilfreichen Übungen zur Selbstheilung. Wenn an dieser Stelle einmal davon abgewichen wird, dann allein aus dem Grund, dass die nachstehende Übung gleichsam eine Annäherung an ein spirituelles Verständnis des Menschen darstellt, die auch grundlegend für ein tieferes Durchdringen des Geschehens bei einer Spontanheilung sein kann. Allen im Folgenden behandelten Ausdrucksformen von Spontanheilung ist eines gemeinsam: Sie gründen sich auf eine spirituelle Dimension des Daseins!

Die Verbindung der physischen Persönlichkeit mit ihren höheren Körpern[36]

Der Atem verbindet das Äußere, Sichtbare, mit dem Inneren, Unsichtbaren. Er verbindet das physische Da-Sein mit dem inneren Gewahr-Sein. Um diese Verbindung bewusst herzustellen, empfiehlt es sich, wie folgt vorzugehen:

Atmen Sie mehrmals bewusst ein und aus. Nehmen Sie mit großer Achtsamkeit Ihren physischen Körper im Hier und Jetzt wahr. Spüren Sie jeder Faser nach, vom Scheitel bis zur Sohle. Ihr physischer Körper stellt die äußerste Hülle für Geist und Seele dar, die in ihm wohnen.

Richten Sie nun Ihr Bewusstsein auf Ihren Ätherkörper aus. Er bildet Ihre Gesundheitsaura, welche den positiven inneren Kräften dient, die durch diese feine Hülle in Ihren physischen Leib einstrahlen. Diese Hülle ist gleichsam ein DIENER des göttlichen Lichtes, das Ihren innersten Wesenskern ausmacht.

Über den Ätherkörper dehnen Sie Ihr Bewusstsein aus auf den Bereich Ihrer Gefühle und Empfindungen, auf Ihren Astralkörper. Konzentrieren Sie sich auf positive, konstruktive Gefühle, die segensreich in Ihren physischen Körper einströmen und alle Sorgen, Ängste und Befürchtungen auflösen. Nehmen Sie alle Ihre Empfindungen ganz bewusst wahr, denn sie sind die Brücke zu den noch höheren Aspekten Ihrer Individualität. Der Astralkörper ist gleichsam ein SCHÜLER des göttlichen Lichtes, das Ihren innersten Wesenskern ausmacht.

Atmen Sie tief ein und verbinden Sie nun in Ihrer Vorstellung Ihren physischen, Ihren Äther- und Ihren Astralkörper mit Ihrem

Mentalkörper. Hier begegnen Sie Ihrer wahren inneren Kraft, Ihrer wirklichen Bestimmung – Ihrem ICH BIN. In seiner Essenz ist Ihr Mentalkörper reines Erkennen, vollkommene Freiheit und absolute Integrität. Ihre höchsten Gedanken schöpfen aus dem unerschöpflichen Reservoir der Seele, die mit dem Universellen Quell des Lebens verbunden ist. Der Mentalkörper ist gleichsam ein EINGEWEIHTER des göttlichen Lichtes, das Ihren innersten Wesenskern ausmacht.

Richten Sie nun in Ihrer Vorstellung einen Lichtstrahl nach „oben" und dehnen Sie Ihr Bewusstsein weiter aus, bis Sie Ihren Kausalkörper erreicht haben, die Essenz Ihrer vielen Erdenwanderungen. Auf dieser hohen feinstofflichen Ebene vollendet sich Ihr Mensch-Sein. Von hier aus vollzieht sich der Aufstieg in jene Sphären, in denen Ihr Göttliches Selbst, Ihre vollkommene Geistseele, zu Hause ist. Sie sind eins mit dem göttlichen LICHT. Sie leben in absoluter Liebe und Harmonie. Sie sind an der Quelle geistiger Ordnung und göttlicher Harmonie. Trinken Sie aus dieser QUELLE DES LEBENS. Spüren Sie, wie dieses lebendige Wasser von jener göttlichen Sphäre hinabströmt bis in ihre kleinste Zelleinheit. Mit jedem Tropfen, der Ihren Körper benetzt, beginnt – HEILUNG.

III

Der Placebo-Effekt

Das Tatsächliche kann nicht unmöglich sein.
— Gustav Theodor Fechner —

Wenn man es drastisch ausdrücken wollte, könnte man sagen: Der Placebo-Effekt ist das „Schwarze Loch" der modernen Medizin! Alles, was als unerklärlich oder außerhalb des geltenden medizinisch-wissenschaftlichen Paradigmas betrachtet wird, stopft man in dieses unergründliche Loch, verschließt es fest und beschriftet es mit dem Etikett „Untersuchung unerwünscht!" So glaubt man, sich der Angelegenheit entledigen zu können – und unterlässt dabei die Auseinandersetzung mit dem vielleicht faszinierendsten Forschungsgebiet der Heilkunde.

Das Wort „Placebo-Effekt" leitet sich vom lateinischen Verb „placere" ab, was allgemein mit „gefallen" übersetzt wird, wobei es in der Kombination „sibi placere" auch „mit sich zufrieden sein" bedeuten kann. Die Form „placebo" ist dann die erste Person Futur und müsste dementsprechend als „ich werde gefallen" übersetzt werden. Falls es zutreffend sein sollte, dass die ursprüngliche Verwendung auf den Psalm 116, Vers 9 zurückgeht „Placebo domino in regione vivorum", wäre das in Bezug auf die heutige Verwendung durchaus bemerkenswert. Allgemein wird Psalm 116,9 übersetzt mit: „Ich werde dem Herrn gefallen im

Lande der Lebenden." Luther weicht in seiner Bibel-Übersetzung davon ab und schreibt: „Ich will wandeln für den Herrn im Lande der Lebendigen."

Der „Placebo-Effekt" zielt also auf das „Land der Lebendigen". Was für eine interessante sprachliche Verbindung! Das „Lebendige" darf im Hinblick auf das Thema Heilung sicher auch als das „Gesunde" oder als das „Heile" gedeutet werden. Ohne diesen Kontext vermutlich zu kennen, wird also unter der Überschrift „Placebo-Effekt" auf etwas hingewiesen, das ganz ursprünglich in Verbindung mit LEBEN in seiner vollen, umfassenden Bedeutung steht. Und wie wird dieses Thema im heutigen Medizinstudium behandelt? „Medizinstudenten lernen, dass ein Drittel aller Krankheiten durch den Zauber des Placebo-Effektes geheilt wird. In ihrer weiteren Ausbildung empfiehlt man ihnen dann, den Wert des Geistes für die Heilung gänzlich außen vor zu lassen, weil er nicht in die Fließdiagramme des biochemischen Paradigmas der Newtonschen Medizin passt. Solche Ärzte schwächen unbeabsichtigt den Patienten, weil sie die heilende Kraft des Geistes, die jedem innewohnt, nicht fördern."[37]

Es mehren sich inzwischen die Stimmen, die hinter dieser Ausblendung der „geistigen Dimension" handfeste wirtschaftliche Interessen vermuten. Die Wissenschaftsjournalistin Lynne McTaggart weist darauf hin, dass man inzwischen davon ausgeht, „dass bis zu drei Viertel aller in der medizinischen Literatur veröffentlichten Studien über Medikamente von PR-Firmen im Dienst der Pharmaindustrie geschrieben wurden, wobei ernste und potenziell tödliche Nebenwirkungen routinemäßig verharmlost werden oder unter den Tisch fallen."[38] Nun wäre es wohl übertrieben, der Pharmaindustrie eine leichtfertige Schädigung der Patienten vorzuwerfen, aber es wächst angesichts der Ereignisse und Skandale des letzten Vierteljahrhunderts der Verdacht, dass sich bei der Abwägung zwischen den kommerziellen und den Patienteninteressen die Waagschale zugunsten des Kommerzes neigt. Sollte hinter dem Phänomen „Placebo-Effekt" ein geistiges Heilungsgesetz verborgen sein, dann wäre dies für die Pharmaindustrie in höchstem Maße geschäftsschädigend, denn damit ließe sich natürlich kein Geld verdienen – eher das Gegenteil wäre der Fall! Daher „steckt die millardenschwere Pharmaindustrie ihre Forschungsgelder in die Suche nach neuen Wundermitteln in Form chemischer Medikamente, weil Pillen Geld bringen. Wenn sich energetisches Heilen in Tablettenform pressen ließe, wären Heilmittelhersteller weltweit sicher stärker daran interessiert.

Stattdessen bezeichnen sie ein Aussehen oder ein Verhalten, das von irgendeiner hypothetischen Norm abweicht, als Störung oder Fehlfunktion und bringen der Öffentlichkeit bei, sich vor diesen Abweichungen zu fürchten. Die grob vereinfachten Symptome, mit denen diese Abweichungen dann in der Werbung verkauft werden, lassen die Verbraucher glauben, dass auch sie unter dieser Störung leiden. „Neigen Sie dazu, sich Sorgen zu machen? Ständige Sorgen und Ängstlichkeit sind das vorherrschende Symptom der „generalisierten Angststörung". Aber keine Sorge. Bitten Sie Ihren Arzt, Ihnen Addictazac zu verschreiben, die neue Rosarote-Brille-Pille.""[39] Doppelt frustrierend an dieser Situation ist einerseits die hier skizzierte Situation in der Pharmabranche und der von ihr zur Verfügung gestellten Forschungsgelder, andererseits die Verhaltensweise seitens der Patienten, die in ihrer überwiegenden Mehrheit nach genau dieser „Rosarote-Brille-Pille" verlangt. Der Druck zur Veränderung kann nur von der Seite der Konsumenten, also vonseiten der Patienten, aufgebaut werden. Entfällt diese gesellschaftliche Kraft, wird sich am „Status quo" nichts ändern.

Die Absurdität des Ganzen zeigt der Biologe Bruce Lipton in wenigen Sätzen treffend auf: „Selbst heutzutage schenkt die Wissenschaft alternativen Heilmethoden nur wenig Aufmerksamkeit. Das amerikanische Bundesgesundheitsamt richtete zwar auf öffentlichen Druck eine Abteilung für „Alternative Medizin" ein, doch das ist nur eine symbolische Geste, um die kritische Öffentlichkeit und Patienten zu beruhigen, die ja schließlich viel Geld für ihre alternative Gesundheitsvorsorge ausgeben. Doch es gibt keine ernsthaften Forschungsmittel für die energetische Medizin. Und das Absurde daran ist, dass diese Heilmethoden so lange offiziell als unwissenschaftlich bezeichnet werden können, wie es keine entsprechenden wissenschaftlichen Studien dazu gibt."[40] Hier findet sich die Begründung, warum ein so außergewöhnliches und ernsthafte Forschung geradezu verlangendes Phänomen wie der Placebo-Effekt in dem genannten „Schwarzen Loch" der Wissenschaft verschwindet.

Wer sich nur ernsthaft für die Wirkung von „Placebos" interessieren würde, der könnte beim Studium der wenigen vorliegenden Untersuchungen auf verblüffende Fälle stoßen. „So wird eine Frau beschrieben, die nach der Einnahme eines Placebos vorübergehend erblindete und Übelkeit, Schwindel und Taubheitsgefühle im Mund spürte. Ein anderer Proband kollabierte, als er ein „Leermedikament" bekommen hatte. Die Nebenwirkungen sind ebenso individuell wie abhängig von den Begleitumständen, auch wenn es bestimmte Gemeinsamkeiten gibt – so wurde zum Beispiel gefunden, dass Menschen mit Angststörungen stärkere unerwünschte Nebenwirkungen entwickelten, was wiederum für die These spricht, dass psychische Faktoren stark an den Placebo-Wirkungen beteiligt sind."[41]

Auch Yvonne Nestoriuc, eine Diplom-Psychologin und Psychotherapeutin an der Uniklinik Hamburg, konnte in ihrer Arbeit die immense Macht der Gedanken nachweisen. „In Studien hat sich gezeigt, dass 25 Prozent der Patienten, die Placebos nehmen, auch über Nebenwirkungen klagen, obwohl es gar keine pharmakologische Wirkung gibt. 60 Prozent von ihnen brechen dann die Behandlung ab, weil sie die Nebenwirkungen nicht ertragen."[42] Jeder vierte Patient klagte über Nebenwirkungen, die er, nach gängiger wissenschaftlicher Meinung, gar nicht haben kann. Diese Erkenntnisse müssten doch aufrütteln – landen aber im Schwarzen Loch. Auch bei Brustkrebspatientinnen konnte Yvonne Nestoriuc nachweisen, in welch erheblichem Ausmaß die positiven oder negativen Erwartungen, also die innere geistige Einstellung, den Heilungsverlauf oder das Auftreten von Nebenwirkungen beeinflusste.[43] Diese Einsicht wird sich noch als höchst bedeutsam erweisen, wenn es um die Analyse bestimmter alternativer Heilverfahren oder um die Erklärung außergewöhnlicher Fälle von Spontanheilung gehen wird.

Ein Randgebiet in der Auseinandersetzung mit dem Placebo-Effekt stellt der Einsatz von Hypnose dar, um herauszufinden, bis zu welchem Ausmaß das im Wachzustand dominierende Bewusstsein ausgeschaltet werden kann, um auf einer tieferen Ebene einen Austausch zwischen Geist und Körper zu ermöglichen. Die Hypnose-Forschung liefert Hinweise darauf, dass die Hypnose eine unmittelbare Wirkung auf das Immunsystem ausübt. Womit eine Verbindung zwischen Imagination und Biologie nachgewiesen wäre. „Für eine in Japan durchgeführte Studie wählten die Forscher sechzehn Gymnasiasten aus, die auf eine bestimmte Pflanze hochgradig allergisch reagierten. Bei dem Experiment mussten die Versuchspersonen die Augen schließen und wurden dann mit den Blättern einer harmlosen Pflanze am Arm berührt, wobei man ihnen sagte, es handele sich um eine giftige Pflanze. Alle zeigten Reaktionen, angefangen bei einer einfachen Rötung bis hin zu Schwellungen und Pusteln.

Beim nächsten Versuch machten es die Forscher genau umgekehrt. Wieder mussten die Jungen die Augen schließen, doch diesmal berührte man sie mit der giftigen efeuähnlichen Pflanze, die bei anderen Gelegenheiten eine Reaktion hervorgerufen hatte. Nun aber sagte man ihnen, dass die Pflanze nicht giftig sei, und nur bei zwei Probanden zeigte die Haut eine Reaktion."[44] Diese japanische Studie wird inzwischen sowohl bei der Placebo-Forschung als auch bei der Allergie-Forschung zitiert, da sie die immense Einflussnahme der Vorstellungskraft auf das Immunsystem belegt. Nur beiläufig sei hier angemerkt, welche Tragweite derartige Studien insgesamt für die Allergie-Behandlung bekommen könnten, wäre die Wissenschaft nur bereit, auf diesem Feld weiter zu forschen.[45]

Bevor wir uns einigen spektakulären Fallbeispielen zuwenden, die im Rahmen des Placebo-Effektes aufgetreten sind, sollte vielleicht an dieser Stelle noch ein Wort zur Homöopathie angemerkt werden. Der Sachverhalt, dass jenseits der D23 pharmakologisch keine Moleküle der Ausgangsarznei mehr nachzuweisen sind, hat zu der weitverbreiteten Behauptung geführt, ein erheblicher Teil der Heilerfolge mittels Homöopathika gehe auf den Placebo-Effekt zurück. Bemerkenswerterweise wird diese Behauptung sogar von angesehenen Homöopathen, wie etwa Vithoulkas, bestätigt, allerdings weniger wegen der „Wirkungslosigkeit" von Hochpotenzen, sondern wegen der Wahl eines Mittels, das nicht das „Simillimum" darstellt, welches vor allem die klassische Homöopathie als allein wirksam ansieht.[46]

Weil dieser Vorwurf und die Gesamtproblematik in der Homöopathie wohl bekannt sind, weist Herbert Fritsche in seiner großen Hahnemann-Biographie darauf hin, dass es genügend homöopathische Heilerfolge gibt, die nachweislich nicht durch eigene mentale Beeinflussung erfolgt sein können. „Wenn die angewandte Arznei nicht das rechte Simile ist, so bleibt jede Wirkung aus. Wäre Suggestion im Spiel, müsste der Patient auch in einem solchen Fall gesunden. Und weiter: Ohnmächtige, Bewusstlose, kleine Kinder und selbst Tiere reagieren auf seine (Hahnemanns, d.Verf.) richtig gewählten Potenzen ebenso deutlich wie wachbewusste Erwachsene. Auch das schließt die Suggestion aus."[47] Es wäre aufschlussreich, dem Thema „Homöopathie und der Placebo-Effekt" mehr Raum zu gewähren, doch würde dies eine eigene Studie erfordern.

Außergewöhnliche Fallbeispiele im Zusammenhang mit dem Placebo-Effekt

Es gibt unter der Kategorie „Placebo-Effekt" die unterschiedlichsten Fälle, von Einzelpersonen bis hin zu langfristig angelegten Versuchsanordnungen und wissenschaftlichen Studien. Eine der bekanntesten geht in die Fünfzigerjahre zurück.

Der Fall des Mr. Wright

Dieser Mr. Wright litt an Lymphknotenkrebs im Endstadium, als in einer Boulevardzeitung von einem sensationellen neuen Mittel berichtet wurde, das den Namen „Krebiozen" trug. Das Mittel wurde ausgerechnet an der Klinik ausprobiert, in der auch Wright behandelt worden war, bis man ihn aufgegeben und ihm mitgeteilt hatte, er habe nur noch wenige Wochen zu leben. Als er die Story las, wurde Mr. Wright euphorisch und bestand darauf, als Versuchspatient das Mittel ausprobieren zu dürfen. Da er nicht mehr die Mindestlebenserwartung von drei Monaten erfüllte, wurde ihm dies verwehrt. Erst nach intensivem Bitten und Betteln erhielt er letztlich das neue „Wundermittel". Und dieses machte seinem Namen alle Ehre: Binnen eines Wochenendes war Mr. Wright gesundet! Die „Tumore waren geschmolzen wie Schneebälle in einem Ofen", stellte der behandelnde Arzt fest. Nach zehn Tagen wurde Wright entlassen und war zwei Monate kerngesund. Dann erschien ein verhängnisvoller Artikel, in dem berichtet wurde, das Medikament „Krebiozen" habe sich als medizinischer Irrtum entpuppt. Diese Veröffentlichung versetzte den gerade gesundeten Mann sofort wieder in seinen früheren todkranken Zustand!

Er entwickelte umgehend die gleiche Symptomatik wie vor der Behandlung mit Krebiozen.

Die außergewöhnliche Fallgeschichte veranlasste seinen behandelnden Arzt zu einem Experiment. Er teilte Wright mit, das Medikament sei durchaus wirksam, zeichne sich aber durch eine sehr kurze Lagerfähigkeit aus. Er werde am kommenden Tag ein neues, noch weitaus wirksameres Präparat erhalten und ihm dieses verabreichen. Gesagt, getan – und das Wunder wiederholte sich. Erneut gesundete Mr. Wright auf wunderbare Weise in kürzester Zeit. Allerdings zum letzten Mal, denn als ihm wenige Monate später in einer Zeitung der medizinische Abschlussbericht zur Erprobung von Krebiozen in die Hände fiel, in welchem dem Mittel jegliche Wirksamkeit abgesprochen wurde, erkrankte er ebenso schnell wie er gesundet war – und starb binnen weniger Tage."[48] Dramatischer kann die Wirkung von Gedanken auf das körperliche Befinden kaum dokumentiert werden.

Der scharlachrote Talar

Um die Jahrhundertwende zum 20. Jahrhundert praktizierte in England ein berühmter Arzt namens Sir William Osler. Eines Tages wurde Dr. Osler ans Krankenbett eines kleinen Jungen gerufen, der an schwerem Keuchhusten und einer ebensolchen Bronchitis litt. Heute wären solche Erkrankungen relativ problemlos mit Antibiotika heilbar, doch damals bestand wenig Hoffnung. Der kleine Patient nahm nichts mehr zu sich und reagierte kaum noch auf Impulse seitens seiner Familie. Jahre später schildert der ältere Bruder in einer Biographie das, was in den folgenden Tagen geschah.

„Dr. Osler machte seinen ersten Hausbesuch bei dem Jungen

in dem prächtigen Talar eines Oxforder Universitätsdozenten. „Ein solcher Doktor kam dem kleinen Jungen wie ein Besucher von einem anderen Stern vor", heißt es in dem Bericht. „War er überhaupt ein Doktor? Oder nicht eher der Weihnachtsmann? Nach einer sehr kurzen Untersuchung setzte sich der ungewöhnliche Besucher, schälte einen Pfirsich, streute Zucker darüber und schnitt ihn in Stücke. Dann spießte er Stück für Stück auf eine Gabel und gab sie dem entzückten Patienten mit den Worten, er solle alles aufessen, davon werde ihm nicht schlecht, im Gegenteil, er werde feststellen, dass es ihm vielmehr guttue, denn es sei eine ganz besondere Frucht."

Später, an der Tür, nahm Osler den Vater beiseite und erklärte ihm betroffen, dass der Junge nur geringe Überlebenschancen habe. Dennoch schaute er über einen Monat lang jeden Tag vorbei und vergaß nie, vor dem Betreten des Krankenzimmers den prächtigen Talar überzustreifen. Und jedesmal gab er dem Jungen etwas zu essen. Es war unglaublich: An vierzig aufeinanderfolgenden Tagen besuchte einer der vielbeschäftigtsten und berühmtesten Ärzte Londons einen Patienten, nur um ihm ein Placebo zu verabreichen. Doch genau dieser „geniale Trick, der nichts mit akademischen Würden oder Laborgeheimnissen zu tun hatte", trug zu der unerwarteten und vollständigen Genesung des Jungen bei."[49] Dieser berühmte Arzt darf wohl im wahrsten Sinne des Wortes als begnadeter Heiler bezeichnet werden!

Der ausgeschaltete Schrittmacher

Der Neurophysiologe Fabrizio Benedetti behandelte Parkinson-Patienten mit einem komplexen System der Nervenreizung, indem er eine Sonde einsetzte, die bestimmte Nervenzellen im Hirn anregte. Dabei sollte der Subthalamus stimuliert werden, ohne andere körperliche Funktionen zu beeinträchtigen. Kurt Langbein schildert die Vorgehensweise Benedettis in seinem „Weißbuch Heilung". „Dann wurden die Elektroden eingeschaltet und stoppten das Zittern. Benedetti erklärt den ersten Schritt der Versuchsreihe: „Wir haben die Elektroden verdeckt eingeschaltet, also ohne es den Patienten zu sagen, und haben das verglichen mit einer Gruppe, der wir erklärt haben: So, jetzt schalten wir den Schrittmacher ein. Die Erwartung der Patienten hat einen großen Unterschied ausgemacht." Das angekündigte Einschalten war deutlich effektiver.

Doch dann wurde, im zweiten Teil der Versuchsreihe, einer Gruppe gesagt, dass nun die Elektroden eingeschaltet würden, obwohl die Schrittmacher in Wahrheit überhaupt nicht aktiviert wurden. „Als wir den Patienten nur sagten, dass wir die Schrittmacher einschalten, es aber gar nicht taten, konnten wir dennoch dramatische Änderungen in der Hirnaktivität nachweisen, vor allem im Subthalamus, der für die Motorik zuständig ist. So konnten wir das erste Mal beweisen, dass ein Placebo einen Einfluss auf ein einzelnes Neuron hat."

Die für die Parkinson-Symptome verantwortlichen Neuronen im „Subthalamus" zeigten tatsächlich eine deutlich geringere Aktivität. Allein die Ankündigung, den Schrittmacher einzuschalten, veränderte die Aktivität der Nervenzellen so, dass bei etwa der Hälfte der Patienten die Bewegungsstörung verschwand. Die Erwartung bringt das Hirn dazu, die gleichen Schritte zu machen, als erfolgte eine wirksame Behandlung."[50] Wenn man von der komplexen Versuchsanordnung absieht, funktioniert dieser Fall letztlich nach dem gleichen Prinzip wie die Hypnose. Den Patienten wird, durch einen vorgetäuschten technischen Eingriff, auf einer bestimmten geistigen Ebene ein Impuls gesetzt, der tiefgreifende neurologische Effekte auslöst. Welche Möglichkeiten der Heilung werden hier sichtbar!

Die ausgefallene Fernheilung

Der Psychologe Lawrence LeShan behandelte gelegentlich Patienten mittels Fernheilung und berichtete dem befreundeten Arzt Larry Dossey einen seiner spektakulärsten „Behandlungserfolge", der eigentlich keiner war. „... ein Mann, den ich kannte, bat mich, eine Fernheilung für ein extrem schmerzhaftes Leiden durchzuführen, das eine sofortige und schwere Operation erforderte. Ich versprach, das in der kommenden Nacht zu tun, und als er am nächsten Morgen erwachte, hatte eine „Wunderheilung" stattgefunden. Der Facharzt war sehr erstaunt und erbot sich, mir die Röntgenbilder vor und nach der Heilung zuzuschicken und eine Veröffentlichung in einer wissenschaftlichen Zeitschrift zu unterstützen. Es wäre der Fall des Jahrhunderts für die Geistheilung gewesen, wäre da nicht ein kleines Detail. Unter dem Druck von zu viel Arbeit hatte ich vergessen, die Heilung durchzuführen! Wenn ich nur daran gedacht hätte, wäre das eine bemerkenswerte Demonstration dessen gewesen, was man mit dieser Methode vollbringen kann."[51] Eigentlich beweist diese Geschichte zweierlei: Zum einen die vorbildliche Ethik von LeShan und zum anderen die ungeheure Wirkkraft des Geistes. Auch wenn LeShan nicht zur Ausführung seiner Fernheilung kam, fand die Heilung trotzdem statt! Die Tatsache der Heilung ist das eigentlich Bemerkenswerte, die ausgefallenen Bemühungen treten dahinter völlig zurück.

Das verspätete Gebet

Larry Dossey schildert noch einen zweiten, ähnlich gelagerten Fall. „Ein Mann, bei dem Krebs am Dickdarm diagnostiziert worden war, bat seinen Pastor, für seine Genesung zu beten. Er war kein religiöser Mensch und betete selbst nie. Er war auch ein sehr zurückhaltender Mensch und hatte niemandem von dieser Diagnose erzählt, womit Gebete von Freunden und seiner Familie ausgeschlossen waren. Als er ein paar Tage später seinen Arzt wieder aufsuchte, zeigten Folgeuntersuchungen, dass der Krebs vollständig verschwunden war. Er schrieb einen Dankesbrief an seinen Pastor. Als man das Datum der Diagnose, das Datum seiner Bitte um ein Gebet, das des Gebetes des Pastors und das Datum, an dem der Krebs verschwunden war, miteinander verglich, wurde deutlich, dass der Krebs schon verschwunden war, bevor der Pastor tatsächlich für den Mann gebetet hatte. Es war unwahrscheinlich, dass jemand anderes für ihn gebetet hatte, da niemand außer ihm und seinem Arzt, der auch kein religiöser Mensch war und nicht betete, die Diagnose kannte."[52] Auch in diesem Fall tritt die Frage, wer möglicherweise wann für den Patienten gebetet hatte, in den Hintergrund angesichts der spektakulären Heilung. Für einen Skeptiker ist sie ohnehin irrelevant, weil er das Geschehen an sich bestreiten wird.

Der Schamane

In seinem Werk „Heilungsfelder" geht Larry Dossey auf die unterschiedlichsten „alternativen" Praktiken ein, unter anderem auch auf das Phänomen der „Ess-Zettel". Dabei wird dem Patienten ein kleines Stück Papier zu essen gegeben, auf dem der

Name eines Medikamentes oder auch nur ein „Heilungsbefehl" aufgeschrieben ist. Dr. Dossey schildert die heilsame Wirkung dieser „Botschaften" anhand verschiedener Fälle und kommentiert sie abschließend anhand einer Erfahrung mit dem Anthropologen Michael Harner. „Es ist immer schwierig, die Wirkungen tatsächlich einverleibter Substanzen von den Früchten der Vorstellungskraft zu unterscheiden. In einem Workshop über Schamanismus unter der Leitung des Anthropologen Dr. Michael Harner, an dem meine Frau und ich teilnahmen, wurde uns dies auf eindrucksvolle Weise vor Augen geführt. Dr. Harner und alle Teilnehmer saßen in einem Kreis. Ohne ein Wort der Erklärung holte Dr. Harner eine braune Papiertüte hervor, aus der er eine knorrige getrocknete Wurzel nahm; davon riss er ein Stück ab und kaute und schluckte es. Dann sagte er sehr feierlich: „Ihr müsst nichts davon nehmen!", und gab die Substanz im Kreis herum. Natürlich lehnte keiner ab. „Jetzt geht nach draußen", wies uns Dr. Harner an. „Achtet besonders auf die Blätter an den Bäumen, auf Grashalme und Wolken. In einer Stunde treffen wir uns wieder in diesem Raum und tauschen unsere Erlebnisse aus." Als die Gruppe sich wieder zusammenfand, war jeder in einem veränderten Bewusstseinszustand. Manche Leute hatten prächtige Visionen. Schließlich fragte jemand: „Dr. Harner, was war dieses Zeug?"

„Das haben Sie wahrscheinlich auch zu Hause in der Küche", antwortete er. „Es ist Ingwerwurzel, ein großartiges Gewürz, aber kein Halluzinogen."

Mit dieser einfachen Demonstration hatte Dr. Harner uns eine Lektion erteilt: Oft ist der Esser – nicht das Essen – das Wichtigste."[53]

Die verschwundenen Warzen
Die letzten beiden Fallbeispiele basieren auf den Untersuchungen von Ärzten und werden den Berufsskeptiker daher vielleicht durch ihre „Wissenschaftlichkeit" mehr beeindrucken als die von Dossey angeführten Beispiele, die eher in den spirituellen Sektor eingeordnet werden können.

Das „Königliche Kolleg der praktischen Ärzte in England" führte in den Achtzigerjahren des 20. Jahrhunderts ein interessantes Experiment durch, das die Macht des Glaubens, der Selbstbeeinflussung oder der Suggestion (sprich Placebo-Effekt) belegt. Es ging dabei um eine Behandlung von Warzen, die damals bei Schulkindern häufig auftraten. Sie waren nicht gefährlich, aber lästig und höchst unangenehm. 120 Kinder verschiedenen Alters, die unter derartigen Warzen (veruccas) litten, wurden in drei gleiche Gruppen eingeteilt. Die erste sollte jeden Tag eine Formalinlösung auftragen, die damals als die gebräuchlichste Behandlungsmethode angesehen wurde. Die zweite Gruppe erhielt zur täglichen Behandlung eine Flüssigkeit, die jedoch nur reines Wasser beinhaltete; die dritte sollte jeden Tag eine bestimmte Tablette einnehmen. Nach sechs Wochen kamen die 120 Kinder zur Kontrolle. Sechzig Prozent einer jeden Gruppe waren genesen!

Bei Operationen gibt es keinen Placebo-Effekt
Die vielleicht spektakulärste Studie im Zusammenhang mit dem Placebo-Effekt wurde im Jahr 2002 im „New England Journal of Medicine" veröffentlicht. Sie war an der „Baylor School of Medicine" von Dr. Bruce Moseley durchgeführt worden. „Moseley überwachte Patienten mit schweren Kniebeschwerden, die sich

operieren lassen wollten. Moseley „wusste", dass die Knieoperation seinen Patienten half. „Alle guten Chirurgen wissen, dass es im Bereich der Operation keinen Placebo-Effekt gibt." Dr. Moseley wollte jedoch herausfinden, welche Art von Operation seinen Patienten am besten half. Er teilte die Patienten der Studie in drei Gruppen auf: In der einen wurde dem Patienten der geschädigte Knorpel abgeschliffen und in der zweiten wurde das Gelenk gespült und damit alles Material entfernt, das eine Entzündung verursachen konnte. Beides waren Standardbehandlungen für chronische Knieentzündungen. Die dritte Gruppe wurde nur zum Schein operiert. Der Patient wurde betäubt, Moseley machte die drei Standard-Einschnitte und redete und bewegte sich so, als führe er eine Operation durch – er planschte sogar etwas mit Salzwasser, um die Geräusche der Kniewaschung nachzuahmen. Nach vierzig Minuten nähte Moseley die Schnitte wieder zu, wie er es bei einer gewöhnlichen Operation auch getan hätte. Alle drei Gruppen erhielten genau die gleiche postoperative Behandlung, zu der auch ein Gymnastikprogramm gehörte."

Man fragt sich, ob eine solche Studie heutzutage als „Blindversuch" in Deutschland, Österreich oder der Schweiz überhaupt rechtlich noch möglich wäre. Glücklicherweise konnte sie in den USA damals durchgeführt werden – mit verblüffenden Resultaten!

„Die Ergebnisse waren schockierend. Ja, die Gruppen, die operiert wurden, erfuhren wie erwartet Besserung. Doch der Placebo-Gruppe ging es genauso gut! Trotz der Tatsache, dass jedes Jahr 650.000 arthritische Knies operiert werden, was jeweils ungefähr 5.000.- Dollar kostet, war Moseley die Sache klar: „Nicht meine Operationskünste haben diesen Menschen geholfen – der Nutzen der Operation osteo-arthritischer Knies ist allein dem

Placebo-Effekt zuzuschreiben." Die Fernsehprogramme stellten die erstaunlichen Ergebnisse deutlich dar. Sie zeigten Mitglieder der Placebo-Gruppe, die Wandern gingen und Basketball spielten – lauter Dinge, die ihnen vor ihrer „Operation" unmöglich waren. Man hatte diesen Patienten erst zwei Jahre nach der Operation mitgeteilt, dass man an ihrem Knie nichts verändert hatte. Ein Mitglied dieser Gruppe namens Tim Perez konnte vor der Operation nur mit einem Stock gehen – jetzt spielte er mit seinen Enkeln Fußball."[54]

Man fragt sich angesichts dieser Fallbeispiele, wie es in den westlichen Gesellschaften noch immer möglich ist, dass keine Mittel zur „Placebo-Forschung" zur Verfügung gestellt werden. Der Einfluss des Geistes auf körperliche Prozesse ist so mannigfaltig, dass es von höchster Dringlichkeit ist, dieses Kraftpotenzial zu erforschen und für die Heilung der Menschen einzusetzen.

Bruce Lipton, der unter anderem die Studie von Moseley bekanntmachte, weist allerdings nachdrücklich darauf hin, nicht einem simplifizierenden Wunschdenken anheimzufallen und zu glauben, man müsse sich nur vorstellen, man habe keine Grippe mehr – und schon sei sie verschwunden. „Ich bin keinesfalls der Meinung, dass positives Denken immer körperliche Heilung bringt. Es braucht mehr als „positives Denken", um Kontrolle über seinen Körper und sein Leben zu erlangen. Natürlich ist es für unsere Gesundheit und unser Wohlbefinden wichtig, lebensfördernde Gedanken zu denken und die allgegenwärtigen schwächenden negativen Gedanken zu meiden. Aber, und ich meine dieses ABER so deutlich wie möglich: Positives Denken allein muss noch überhaupt keine Wirkung auf unser Leben haben! Und wenn Menschen nur so tun, als dächten sie positiv, schwächen sie sich sogar umso mehr, weil sie meinen, nun all ihre Möglichkeiten, etwas in ihrem Leben zu ändern, erschöpft zu haben."[55]

Die im Rahmen des so genannten „Placebo-Effektes" geschilderten Phänomene machen deutlich, welche schier unglaublichen Fähigkeiten im menschlichen GEIST verborgen liegen. Allerdings darf unter keinen Umständen unbeachtet bleiben, dass die alltäglichen menschlichen Gedanken und Gefühle bestenfalls den kleinen Alltags-Geist zum Ausdruck bringen und keinesfalls jenen GEIST, der die geschilderten Phänomene auslöste. Auch aus diesem Grund wäre es so überaus wichtig, der Erforschung des GEISTES endlich jenen gesellschaftlichen Stellenwert einzuräumen, der wünschenswert wäre!

IV

Wege der Heilung

„Er durchzog ganz Galiläa, lehrte in ihren Synagogen, verkündete die Heilsbotschaft vom Reiche und heilte jede Krankheit und jedes Gebrechen im Volke. Und die Kunde von ihm verbreitete sich in ganz Syrien. Und sie brachten alle Leidenden zu ihm, alle, die von den verschiedensten Krankheiten und Schmerzen geplagt waren. Besessene und Mondsüchtige und Gelähmte, und er heilte sie."

– Matth.-Ev. 4,23 f. –

Nahezu zweitausend Jahre alt ist dieser Text – und er enthält jene Gesetzmäßigkeiten des Heilens, die bis heute ihre Gültigkeit behalten haben. Es geht um Heil und um Heilung. Beides gehört, wie schon im Wort unschwer zu erkennen ist, aufs Engste zusammen. Wer innerlich nicht „heil" ist, kann äußerlich nicht gesund werden. Krankheit und Gesundheit müssen daher in einem weitaus größeren Zusammenhang betrachtet werden, als es im gegenwärtigen medizinischen Welt- und Menschenbild der Fall ist.

Wer sich dem Mysterium wahrer Heilung nähern will, muss sich mit einem Begriff befassen, der in diesem Zusammenhang von grundlegender Bedeutung ist – ORDNUNG. Dieses deutsche Wort ist die Übersetzung des griechischen KOSMOS, womit bereits anklingt, dass Heilung im Zusammenhang des Wechselspieles von Makro- und Mikrokosmos gesehen werden muss. Alles, was aus der Ordnung, nämlich der Ordnung der Welt, herausfällt, wird zum Chaos und letztlich zur Krankheit. In diesem tieferen Sinn ist Krankheit letztlich ein „Herausgefallensein aus der Ordnung". Wenn daher, im Umkehrschluss, nur die Wiederherstellung der ORDNUNG wahre Gesundheit bewirken kann, dann lässt sich verstehen, dass ein Freiwerden von Krankheitssymptomen noch lange nicht wirkliche Gesundheit wiederherstellt. Es mag manchen verwundern, aber der Satz „Wer heilt, hat recht" stellt leider nicht die Wahrheit dar. Es gibt die unterschiedlichsten Wege und Methoden, um einen Menschen von Krankheiten zu befreien, sie müssen deswegen aber noch lange nicht zu wahrer Gesundheit führen. In dem von großer spiritueller Tiefe geprägten Werk „Der Pfad der Heilung" wird begründet, warum Heilung nicht immer erfolgen „darf" und deshalb auch nicht eintreten sollte: „Die Persönlichkeit hat die besondere Lektion nicht gelernt, die zu lehren die Krankheit geschickt worden war. Denn da so viele Krankheiten und Tragödien ein Symptom für einen tieferen Zustand von Disharmonie und Ungleichgewicht sind, würde die Persönlichkeit, falls eine Heilung erfolgte, ehe diese tiefere Ursache erkannt und beseitigt worden wäre, ähnliche Störungen nur zu einer anderen und vielleicht ungünstigeren Zeit durchleben müssen."[56]

Es ist eines der bemerkenswertesten Phänomene der Geschichte, dass alle wirklich großen Heiler immer wieder darauf hingewiesen haben, welchen entscheidenden Beitrag der Erkrankte selbst zu seiner Heilung zu leisten habe. Daher prägte auch der Größte unter ihnen den Satz: „Dein Glaube hat dir geholfen!" Das Wort „Glaube" steht hier synonym für Einsicht, für Bewusstwerdung und für innere Umkehr. Ohne sie wird keine Heilung Bestand haben. Wenn man diese Gesetzmäßigkeit beachtet, wird man verstehen, warum viele von Krebs Geheilte einige Jahre später an einem anderen Krebs starben. Krankheit trägt eine Botschaft, deren „Lektion gelernt werden muss". Daher ist der Vorwurf, dieses Weltbild bürde dem Erkrankten noch zusätzlich „Schuldgefühle" wegen seiner Krankheit auf, auch ebenso falsch wie kurzsichtig. Nur ein materialistisches Menschenbild, das den Menschen als Maschine mit Ersatzteilen und Fehlfunktionen versteht, kann so argumentieren. Jede Sicht vom Menschen, die eine höhere Dimension – welcher Ausprägung auch immer – mit einbezieht, kann Krankheit nur als sinnvolles Geschehen betrachten. Auch in spirituellen Kreisen mangelt es hier oft an klarer Einsicht: Ein bisschen Zufall und ein bisschen Sinn ist nicht möglich! Das menschliche Dasein wird entweder vom SINN regiert oder vom Zufall. Es kann bereits von entscheidender Bedeutung für eine Heilung sein, sich für eines der beiden Modelle zu entscheiden!

Wenn man sich für das „SINN-Modell" entscheidet, kann es nicht mehr verwundern, wenn viele erkrankte Menschen nach ihrer Heilung der Aussage zuneigen: „Krebs ist das Beste, was mir je passiert ist!" Ein so weitsichtiger Mann wie C.G. Jung, der tief in die Abgründe der menschlichen Seele geblickt hatte, konnte daher in reiferen Jahren genau diese Verbindung zwischen Krankheit und dem „Numinosen" herstellen. Er schrieb in einem Brief: „Das Hauptinteresse meiner Arbeit liegt ... in der Annäherung an das Numinose. Es ist jedoch so, dass der Zugang zum Numinosen die eigentliche Therapie ist, und insoweit man zu den numinosen Erfahrungen gelangt, wird man vom Fluch der Krankheit erlöst. Die Krankheit selbst nimmt numinosen Charakter an."⁵⁷ Mit diesem Zitat hält die moderne Psychologie den Schlüssel zu einem neuen, tieferen Verständnis von Krankheit in der Hand. Leider ergreifen ihn nur wenige Mediziner: „Die meisten Ärzte verlassen und stützen sich weiterhin auf die im Physisch-Körperlichen gründenden Methoden, die wir am besten kennen, und rechtfertigen diesen Zugang mit der offenkundigen Tatsache, dass sie funktionieren. Wenn schulmedizinische Methoden aber so effektiv sind – und sie sind manchmal fabelhaft erfolgreich –, warum ist die Öffentlichkeit nicht dankbarer? Warum der konzertierte Versuch, den Beruf zu demontieren und es anders zu „bewerkstelligen"?

Viel von der Desillusionierung der Gesellschaft angesichts der modernen Medizin liegt an dem Versagen der Mediziner, die Wichtigkeit von Sinn und Bedeutung im Leben und Kranksein ihrer Patienten anzuerkennen. Wenn die Ärzte die Rolle von Sinn und Bedeutung in der Gesellschaft weiterhin kleinreden oder ignorieren, werden wir weiter an Einfluss verlieren. Im Wettbewerb von konventionellen und alternativen Therapien geht es nicht nur um Wirtschaftlichkeit, Effizienz, Sicherheit und Verfügbarkeit; es geht auch um den Sinn. Wir sind dabei, eine schmerzliche Tatsache zu erkennen: Ganz gleich, wie technisch effektiv die moderne Medizin auch sein mag – wenn sie den Stellenwert von Sinn und Bedeutung in der Krankheit nicht respektiert, könnte sie die Loyalität gerade jener verlieren, denen sie dient."⁵⁸ Dies sind wegweisende Worte von einem Mediziner am Anfang des 21. Jahrhunderts!

Im Jahr 1928 entdeckte der Schotte Alexander Fleming eher zufällig das Penizilin. Damit hatte die Medizin eine wirksame Waffe gegen lebensbedrohliche Infektionskrankheiten in die

Hand bekommen. Mittlerweile verfügen die Ärzte in Deutschland über etwa achtzig verschiedene Antobiotika. Es liegt uns fern, deren heilsame Wirkung an dieser Stelle in Abrede zu stellen, wenngleich die Zahl der Keime und Bakterien, die eine Resistenz gegen Antibiotika aufweisen, rasant zunimmt. Wer möchte jemanden kritisieren, der bei einer akuten Blaseninfektion dankbar auf die schnelle Heilwirkung eines Antibiotikums zugreift. Das Problem scheint jedoch zu sein, dass die Erfolge der Medizin, wie Larry Dossey zutreffend beschreibt, den Blick auf die Hintergründe von Krankheiten verstellt haben. Die „Machbarkeit von Heilung" ist täuschend. Das an der einen Stelle beseitigte Symptom tritt an einer anderen erneut auf. Wie segensreich könnte es sein, wenn die Gabe eines Antibiotikums gekoppelt wäre an die Frage: „Was könnte die Krankheit bei Ihnen ausgelöst haben?" In diesem Moment wäre Heilung wieder mit der Sinn-Frage verbunden – und auf eine neue Ebene gehoben.

Wenn nachstehend einige „Wege zur Heilung" aufgezeigt werden sollen, dann wird sich zeigen, dass sie alle die Verbindung von Makro- und Mikrokosmos – also die ORDNUNG – berücksichtigen und den Blick immer zugleich auf den SINN gerichtet haben. Keine wahre, nachhaltige Heilung kann erfolgen, ohne, wie C.G.Jung es ausdrückte, auf das NUMINOSE zu achten.

1) Heilende Hände

Das Heilen über die Hände gehört zum ältesten Heilwissen der Menschheit. In der Antike finden wir Heiler in allen großen Kulturen rund um das Mittelmeer. Als Jesus sein Evangelium am See

Genezareth verkündete und seine Verbundenheit mit dem GEIST auch dadurch unter Beweis stellte, dass er selbst schwerste Krankheiten heilte, verwandte er dafür zumeist seine Hände. Später sollte der GEIST auch auf seine Jünger übergehen und diesen die Fähigkeit verleihen, durch Handauflegen zu heilen.

Im 18. Jahrhundert begründete der Arzt Franz Anton Mesmer (1734-1815) mit seinem „animalischen Magnetismus" eine neuzeitliche Tradition des geistigen Heilens durch Handauflegen. Herbert Fritsche ordnet in seiner Hahnemann-Biographie Mesmers Bedeutung für die Heilkunst zutreffend ein, wenn er im Zusammenhang mit dessen Forschungen vom „Ur allen Arzttums" spricht: „Das Wien, in dem Hahnemann an seinen Meister Quarin glaubt, an den Aristokraten mit Hirn und Herz, ist aber zur gleichen Zeit auch das Wien des (dorthin – und später weiter hinweg noch und schließlich heim zum Bodensee – verwandterten) Schwaben Franz Anton Mesmer. Mesmer macht das Ur allen Arzttums, das Behandeln mit Hilfe der Hand, auf paradoxe Weise zeitgemäß, indem er für hierophantische Verbrämung sorgt; bis über das Atomzeitalter hinaus wird er damit recht behalten, denn das Anfassen des alten Wahren ist immer nur „antiker Form sich nähernd" vollziehbar: Wer das wagt, den erhält es jung, und seine Resultate werden modern bleiben."[59] Mit dem Hinweis auf das „Hierophantische" will Fritsche das geistige Heilen wieder in einen religiösen Kontext stellen, so wie es in der Antike der Fall war. Das trifft einerseits natürlich zu, ist aber andererseits nicht zwingend, da zwar der Heiler einer geistigen Verankerung bedarf, der Patient jedoch nicht zwingend bekenntnismäßig in diesen Heilungskosmos einrücken muss.

Was den Hinweis bezüglich des „modern Bleibens" anbelangt, ist Fritsche längst vielfach bestätigt worden. Sechzig Jahre nach der Abfassung seiner Hahnemann-Biographie ist das Heilen durch

Handauflegen so aktuell wie eh und je, wie Kurt Langbein in seinem „Weißbuch Heilung" im Fall von Mariola Preisner belegt. „Eine Magnetresonanzaufnahme und eine Gewebeprobe brachten die Diagnose „Glioblastom", die aggressivste Form eines Hirntumors. „Die Ärzte gaben mir noch maximal drei Monate, das war ein Todesurteil", erinnert sie sich. „Sie rutschen und fallen und fallen und finden erst mal keinen Boden." Strahlentherapie und medikamentöse Behandlung hat Preisner nach kurzer Zeit abgebrochen, weil sie die Nebenwirkungen und Schmerzen nicht verkraftete. Stattdessen hat sie ihre Ernährung umgestellt und auf verschiedenste alternative Verfahren gesetzt. „Zuerst erschien mir alles sinnlos", erzählt sie. „Aber dann habe ich mir gesagt, vielleicht geht es drei Monate und einen Tag, oder doch zwei, vielleicht auch drei." Als sie zu Frau Schuhl kam, waren schon einige Wochen vergangen. „Die wollte dann die gesunden Zellen dazu bewegen, sich zu entwickeln und dann überhandzunehmen, dass die dann einfach selbst fertigwerden mit den kranken Zellen", erzählt sie, „ich weiß nicht, warum, aber das Händeauflegen hat mir viel Energie gegeben." Ihr Todesurteil hat Frau Preisner nun schon sieben Jahre überlebt."[60]

Fälle wie jener der Heilerin Schuhl könnten hier zu Tausenden angeführt werden. Inzwischen hat das Heilen über die Hände viele „moderne Facetten" erhalten, von denen „Reiki" oder „Therapeutic Touch" nur die bekanntesten sind. Die Grundstrukturen der Geistheilung sind seit der Antike und den Tagen des Jesus von Nazareth die gleichen geblieben. Am präzisesten und treffendsten hat sie wohl der Begründer der modernen Geistheilungs-Bewegung, der Engländer Harry Edwards, beschrieben. „Alles, was geschieht, jede Bewegung, jeder Wechsel in unserer Auffassung ist das Ergebnis gesetzbeherrschter Kräfte, die sich an das Selbst wenden. Da gibt es keine Ausnahme. Wir beobachten diese Gesetze in der Entwicklung der Materie, den Bahnen der Sterne, bei Zeugung, Geburt, Wachstum und Tod, in dem atomaren Aufbau eines Elementes und überall sonst. Die menschliche Wissenschaft ist auf diesen sicheren Gesetzen aufgebaut; andernfalls würde Chaos herrschen. Nichts geschieht durch „Zufall".

Dieselbe Gesetzmäßigkeit gilt auch für Geistheilungen. Wenn eine Geistheilung stattfindet, werden mit dem kosmischen Prinzip übereinstimmende gesetzmäßige Kräfte in Tätigkeit gesetzt, und die Heilungen sind deren Ergebnis nach Maßgabe bestimmten Bedingungen."[61]

Auch Harry Edwards war aufgrund seiner jahrzehntelangen Tätigkeit als Geistheiler überzeugt, dass hinter jedem Heilungsgeschehen ein ordnendes Prinzip oder ordnende Kräfte wirken. In seiner Tradition spricht man in diesem Zusammenhang häufig von „Geistführern", ein Begriff, der später auch in die Ausbildungsgänge der britischen „National Federation for Spiritual Healers" übernommen und durch ihre Kurse über ganz Europa und die USA verbreitet wurde. „Genauso wie die irdische Welt von physikalischen Gesetzen beherrscht wird, so wird auch die geistige Welt von ihren entsprechenden Gesetzen beherrscht; denn solche Gesetze bestehen, wo immer Ordnung herrscht. Die geistigen Gesetze müssen offensichtlich den physikalischen übergeordnet sein, denn letztere sind von der „Gerichtsbarkeit" der geistigen Gesetze abhängig.

Die Praxis der Geistheilung lehrt uns, dass jeder Grund zu der Annahme besteht, dass die Geistführer geistige Gesetze oder Energien zu benutzen imstande sind, um einen Umschwung zum Besseren im Ganzheitlichen Selbst des Patienten zu bewirken.

Die Zusammenhänge dieser beiden Schlüsse lässt uns erkennen, dass Geistheilungen das Ergebnis gesetzmäßiger Kräfte sind, die in das Heilungsgeschehen auf Grund unserer Gedankenaussendungen eingreifen."[62]

Heute wird versucht, dieses geistige (spirituelle) Geschehen zu technisieren oder mit quantenphysikalischen Begriffen in den Bereich der Machbarkeit zu ziehen. Alle diese Versuche werden fehlschlagen, wenn sie die makrokosmische Dimension nicht mit einbeziehen. Harry Edwards machte dies schon in den Fünfzigerjahren des vorigen Jahrhunderts deutlich – und seitdem hat sich an dieser Wahrheit nichts geändert. „Jede Heilung ist eine bewusste intelligente Handlung durch ein Geistwesen. Deshalb ist es nicht möglich, dass wir uns die Heilungsfähigkeit durch irgendeine Technik erwerben. Die Heilungskräfte wirken durch uns; sie stammen nicht von uns."[63] Es ist vielleicht angemessen, in diesem Zusammenhang von einem „Heilungsgeschenk" oder – in einem religiösen Sinne – von „Gnade" zu sprechen. Ein Begriff, der bemerkenswerterweise im Folgenden auch im Zusammenhang mit der Homöopathie wieder auftauchen wird.

2) Homöopathie

Die Zahl der Befürworter der Homöopathie dürfte jener ihrer Gegner entsprechen. Viel Sachkundiges ist zu diesem Thema verfasst worden – und viel Unsinniges. Dies ist nicht der Ort, beides zu diskutieren. Allerdings gibt es zahlreiche sicher dokumentierte Fälle von Spontanheilungen durch Homöopathika, so dass es angebracht erscheint einige Grundzüge der Homöopathie näher zu betrachten, die deutlich machen, warum sie inzwischen als Heilmethode unter die „Energieheilung" gezählt wird. Es ist ein seltsames Phänomen, dass Hahnemann immer davon ausging, das „Verborgene sei im Offenkundigen fassbar".[64] Dazu ist es wohl unerlässlich, einige Begriffe bei Hahnemann näher zu betrachten. „Wo Hahnemann vom „Inneren" spricht, meint er nie das Leibesinnere. Ist von „inneren Veränderungen" des Organismus die Rede – und Hahnemann behauptet, dass der Einblick in sie für den Arzt unwesentlich sei! – so bezeichnet er damit stets die „dynamischen Verstimmungen der Lebenskraft" in all ihrer Unerkennbarkeit, nicht jedoch pathologische Veränderungen an inneren Organen. Letztere gehören durchaus zum „Äußeren", zu den Erscheinungsreihen der Krankheit. Nie hat Hahnemann abgelehnt, Erscheinungen, die das Leibesinnere betreffen, mit zu berücksichtigen bei der Arzneimittelwahl, obwohl er den ohne weiteres wahrnehmbaren Symptomen, einschließlich der subjektiven, den Vorzug gab. „Das Innere" ist also ein philosophischer Begriff und kein anatomischer."[65] Hier zielt die Homöopathie also auch auf den Bereich des „Numinosen", der im Physischen gleichsam durchscheint. Es geht um eine „analoge Behandlung"; denn „die Homöopathie unter klinisch-kausalen Gesichtspunkten zu betreiben, hieße ihr Wesen misszuverstehen, denn sie wurzelt weder in kleinen Arzneigaben noch in einer spezifischen Reiztherapie, sondern im Ähnlichkeitsgesetz und seiner Handhabung durch schauende Erfahrung von Ganzheiten. Das Gesetz gibt ihr ihre Lehrbarkeit, während ihr die gleichfalls nötige Kunst des Schauens ihren Adel gibt. Das alte Problem, ob Arzttum rational oder künstlerisch betätigt werden will, kommt hier zur Synthese: Rational in der Methode, künstlerisch in der Anwendung."[66] Fritsche versteht daher die Homöopathie gleichsam als eine „göttliche Kunst": „Denkt der Allopath als Kausalanalytiker logisch, so der

Homöopath als Schauender analogisch. Geht der eine direkt, massiv und stoßartig gegen die Symptome an, so wählt der andere den indirekten, behutsamen, rhythmisch sich einschleichenden Weg. Homo faber ist der eine, Homo divinans der andere."[67]

Auch einer der bedeutendsten Homöopathen der Gegenwart, der Grieche Georgos Vithoulkas, rückt die „Lebenskraft" in den Mittelpunkt seines Behandlungsansatzes: „Für den homöopathischen Arzt kommt es nicht auf die Tötung der Bakterien an, sondern auf das In-Ordnung-Bringen des Gesamtorganismus, auf die Harmonisierung seiner „Lebenskraft". Ist sie veranlasst, gibt es für schädliche Bakterien oder Viren keine Existenzgrundlage mehr:

1) Einem Patienten wird nur dann wirklich geholfen, wenn er genau das Mittel bekommt, das in einem gesunden Organismus die Anzeichen hervorzurufen vermag, die den Symptomen seiner Krankheit am ähnlichsten sind.
2) Eine Krankheit besteht nicht einfach in dem schlechten Funktionieren eines Organs, sondern ursächlich in einer Störung der „Lebenskraft", die sämtliche Funktionen des Organismus regelt.
3) Medikamente können nur dann den Organismus so weit durchdringen, dass sie seine „Lebenskraft" beeinflussen, wenn sie zuvor in einen dynamischen Energiezustand versetzt worden sind.
4) Die Krankheitsursache muss auf der dynamischen und nicht auf der chemisch-physikalischen Ebene gesucht werden."[68]

Unter der Lebenskraft verstehen die klassischen Homöopathen eine Art „formgebender Intelligenz", die auf die inneren Körperprozesse von einer höheren Ebene aus einwirkt. So verstanden, deckt sich der Begriff der „Lebenskraft" nahezu vollständig mit der indischen Vorstellung vom „Prana" oder der chinesischen vom „Chi". In allen Systemen dominiert die Vorstellung von individuellen Prozessen, die sich nicht ohne weiteres verallgemeinern lassen. Daher wird beispielsweise überall dort, wo ein Heilungssystem sich in einen buddhistischen Kontext einbettet, die Krankheit, das Leiden (*dukha* oder *dukkha*) im Zusammenhang mit geistigen Prozessen gesehen. Der XIV. Dalai Lama spricht bei seinen Vorträgen häufig von der Auslöschung der „Geistesgifte", die entscheidend verantwortlich für die Erkrankung von Seele und Körper sind. Ohne eine innere Läuterung keine äußere Gesundung!

Die Homöopathie ist von diesem Konzept nicht weit entfernt und erklärt aufgrund dessen auch die unterschiedlichen Heilungserfolge – oder ihr Ausbleiben. „Bisher fehlt die Einsicht, dass ein Mensch mit „Krebs" sehr wohl geheilt werden kann, während ein anderer mit „derselben Krankheit" unheilbar bleibt. Bei einem anderen wurde seine Epilepsie erfolgreich behandelt, aber bei einem dritten gelang es nicht. Wir wagen sogar zu behaupten, ein Erkrankter kann von AIDS geheilt werden, während ein anderer unweigerlich damit sterben muss. In der medizinischen Literatur lesen wir Berichte über viele Spontanheilungen aller, selbst schwerster Erkrankungen. Dabei handelt es sich keineswegs um die Millionen außerhalb der orthodoxen Universitätsmedizin mit Hilfe von alternativen Behandlungsmethoden erzielten Heilungen. Übrigens: Wenn tatsächlich eine echte Heilung stattgefunden hat, dann aufgrund einer alternativen Methode."[69] Vithoulkas zählt zu den radikalsten Kritikern der „orthodoxen Universitätsmedizin", da sie jegliche spirituelle Dimension des Menschen außer acht lässt. Ohne diese zu berücksichtigen, ist aber auch für Vithoulkas keine bleibende Heilung möglich.

Die deutlichste Berührung mit einer feinstofflichen Ebene der Wirklichkeit finden wir in der Homöopathie dann, wenn die Rede auf die „Hochpotenzen" kommt. In diesem Zusammenhang ist es auch unübersehbar, warum von „Energiemedizin" die Rede ist. Bei den Hochpotenzen verlassen wir die Ebene des Stofflichen, der Pharmakologie – und treten in ein geistiges Reich ein. „Schon seit Jahren ist sich Hahnemann klar, dass sein Verschüttelungsprozess mehr bedeutet als ein bloßes Verdünnen. Offenkundig wird die Kraft der Arznei dadurch auf direkte Weise erhöht. Im Jahre 1827 findet er auch den passenden Ausdruck für diese Operationen: Nicht mehr von „Verdünnen" spricht er, denn das bezieht sich bloß auf physikalische Stoffverringerung des chemischen Anteils der Arznei, sondern von Potenzieren. Durch sein Verschütteln wird etwas Dynamisches frei, „Virtus", die „Tugend" des Stoffes. Zugleich schwindet mehr und mehr das Stoffliche. Man muss an das Wort von Shakespeare denken: „Den Leib vermindre, mehre deine Gnade!" Das Leibliche der Arznei wird vermindert, das Gnadenhafte, Heilende gemehrt. Auch ein Wort Johannes des Täufers klingt an, als dieser den Heiland erblickt: „Jener muss wachsen, ich aber schwinden." Das Heilende wächst, das Irdisch-Stoffliche verschwindet.

In Hahnemanns C30 ist nur noch die „Gnade", nur noch das Heilende der Arznei vorhanden, der „Leib", das Physikalisch-Chemische, ist ganz und gar verschwunden."[70]

3) Intelligente Zellen

Der Krebsspezialist Herbert Kappauf zitiert in seinem Buch „Wunder sind möglich" den Direktor des weltweit größten Krebsforschungszentrums, den Dekan der medizinischen Fakultät der Universität Yale, Prof. Lewis Thomas, zweifellos eine Kapazität auf seinem Gebiet, im Hinblick auf Spontanremissionen mit der erschütternden Aussage: „Aber niemand hat den Schimmer einer Idee, wie es zustande kommt. Manche argumentieren mit einer plötzlichen Mobilisation der Immunabwehr, andere denken, dass eine Infektion durch Bakterien oder Viren irgendetwas bewirkt hat, was die Krebszellen zerstört, aber niemand weiß es wirklich. Es ist ein faszinierendes Geheimnis, aber gleichzeitig auch eine solide Basis für Hoffnung für die Zukunft. Wenn es mehreren hundert Patienten gelungen ist, dies zu tun, nämlich eine große Vielzahl von bösartigen Zellen aus eigener Kraft zu beseitigen, dann ist sicherlich die Möglichkeit vorstellbar, dass die Medizin lernen kann, den gleichen Vorgang gewollt zu erreichen."[71] Natürlich ist die „Möglichkeit vorstellbar", doch leider hat sich seit dieser Aussage, die immerhin schon mehr als zwei Jahrzehnte zurückliegt, in der medizinischen Forschung und Ausbildung wenig geändert. Die Impulse, über „intelligente Zellen" zu forschen, kommen aus anderen Fachbereichen oder vonseiten alternativer Heilverfahren. Was für ein Potenzial, das Prof. Thomas mutigerweise deutlich anspricht, bleibt hier ungenutzt!

Auch Hirshberg und Barasch bezogen in ihrer etwa zur gleichen Zeit erschienenen großen Studie über Spontanheilungen eine ähnliche Position – und auch sie waren offensichtlich viel zu optimistisch, was die weitere Entwicklung anbelangen sollte. „Welche Mechanismen sich hinter unerwarteten Genesungen auch verbergen mögen, so ist doch offensichtlich, dass die Selbstheilungskräfte so komplex sind wie die Menschen, die über sie verfügen. Die körpereigene Abwehr umfasst mehr als nur genetische und biochemische Faktoren. Eine Biologie der unerwarteten Heilungen müsste sich mit dem Immunsystem, mit Zellbiologie, Biochemie und Genetik und mit der Beziehung zwischen Parasit und Wirt beschäftigen. Auf alle diese Gebiete haben jene Ausnahmeforscher ihre Arbeit konzentriert, die der Ansicht waren, dass die Mittel zur Krebsbekämpfung in den Selbstheilungskräften des Körpers zu suchen sind. Doch mittlerweile bezieht die Medizin in ihre Forschungen auch das Individuum mit ein, das aus der medizinischen Fachliteratur so lange verschwunden war."[72] Leider ist das Individuum immer noch weitgehend verschwunden und die Forscher auf diesem Feld sind auch weiterhin „Ausnahmeforscher". Einer der bahnbrechendsten auf dem Feld der Zellintelligenz ist der Biologe Bruce Lipton. Sein Weltbestseller „Intelligente Zellen" hat die Aufmerksamkeit endlich wieder auf ein Thema gerichtet, das in spirituellen Kreisen längst diskutiert und erforscht wurde. Die Zielrichtung der Forschung gab der renommierte Einstein-Schüler David Bohm vor, ein Physiker, der in einer engen Beziehung zu dem radikalen Weisheitslehrer Krishnamurti stand, und der den Satz formulierte: „Auch ein Elementarteilchen hat Bewusstsein!" Inzwischen geht die avantgardistische Physik sogar noch einen Schritt weiter, wenn der Heisenberg-Schüler Hans-Peter Dürr ein Buch verfasst mit dem Titel „Es gibt keine Materie".[73] Das folgende Kapitel 5 wird sich speziell der Frage widmen, welchen Einfluss das Bewusstsein auf Spontanheilungen hat; aber der „biologische Determinismus", wie ihn noch Watson und Crick vertraten, ist längst überwunden. „Die

Arbeiten des Genetikers Howard Temin brachen Cricks zentralem Dogma das Rückgrat, indem sie bewiesen, dass Erbinformationen in beide Richtungen fließen: Die DNS übermittelt Informationen an die RNS und die RNS kann Informationen an die DNS zurückfließen lassen. Das bedeutet, dass sich das Erbmaterial infolge dieses Umkehrprozesses sowohl durch Manipulation als auch durch Umwelteinflüsse verändern kann – nicht nur durch Mutationen, wie man bis dahin annahm."[74] Temin erhielt 1975 den Nobelpreis, seine Arbeiten sind lange in wissenschaftlichen Kreisen bekannt, aber sie sind offensichtlich noch nicht in die breite Öffentlichkeit durchgedrungen. „Die unbequeme Wahrheit, dass Gene ihre Aktivität nicht selbst bestimmen und dass Erbinformationen nicht nur in eine Richtung fließen, ist also seit über zwanzig Jahren bekannt. Doch ungeachtet dieser kleinen Misslichkeiten halten die Lehrbücher, die Medien und vor allem die Pharmakonzerne unwandelbar am zentralen Dogma fest. So fördern sie weiterhin die Überzeugung der unbedarften Öffentlichkeit, dass die Gene unser Leben bestimmen. Es scheint, als könne durch beharrliches Füttern selbst ein totes Dogma noch am Leben erhalten werden.

Obwohl die Wissenschaft bewiesen hat, dass dem Dogma des genetischen Determinismus der „Biss" fehlt, fördern die öffentlichen Medien die Idee weiterhin. Jeden Tag erscheinen Artikel, dass ein Gen entdeckt wurde, das dieses oder jenes Merkmal bestimmt. Ängstliche Menschen stehen Schlange, um mithilfe der Angebote der Gentechnologie einen Blick auf ihr Genom und damit ihr Schicksal zu werfen. Das Konzept des genetischen Determinismus passt so gut zum vorherrschenden Basisparadigma, dass selbst unbestrittene wissenschaftliche Gegenbeweise nichts dagegen ausrichten können."[75] Das groß gefeierte

„Human-Genom-Projekt" ist ebenso großartig gescheitert. Die Natur ist weitaus intelligenter, als manche Genetiker ihren Risiko-Kapitalanlegern versprachen, die glaubten, mit Patentierungen von Nukleotidbasen-Sequenzen das große Geld zu machen. Es beschleichen einem beim Studium dieser historischen Abläufe erhebliche Zweifel, ob hier tatsächlich das menschliche Wohlergehen im Vordergrund der Bemühungen gestanden hat. Heute, so hält Lipton mit seinem sanften Sarkasmus fest, müssen wir feststellen, dass der „ach so komplexe Mensch mit seinen fünfzig Billionen Zellen nur ungefähr 23.000 Gene hat, fast genauso viele wie der niedere Fadenwurm".[76]

Eine weitaus größere Bedeutung als der wissenschaftlichen Forschung kommt der Erfahrung zu, die jene großen Mystiker gemacht haben, die in der Erforschung ihres innersten Selbst das WESEN der Zelle erfasst haben. Im 20. Jahrhundert bietet vor allem das Werk von Sri Aurobindo und seiner Weggefährtin Mirra Alfassa, die später als „Die Mutter" bekannt wurde, eine Fülle an faszinierenden Quellen, die sich mit einer „Spiritualisierung des Zellbewusstseins" befassen. M. Alan Kazlev hat dazu mit „Die Vergeistigung der Materie" eine brillante Einführung verfasst.[77] Nach der Wahrnehmung von Sri Aurobindo und Mutter steht die Menschheit insgesamt vor einer globalen Transformation, die auf der Zellebene beginnt. „Die Zellen haben eine innere Struktur, die der des Universums entspricht. So entsteht die Beziehung durch identische innere und äußere Zustände, das heißt, die Zelle empfängt in ihrer inneren Zusammensetzung die Schwingung des entsprechenden Zustandes in der Zusammensetzung des Ganzen."[78] Wenn diese innere Erfahrung universelle Gültigkeit besitzt, dann liegt hier einer der zentralen Schlüssel für das Phänomen der

Spontanheilung. Sowohl innere mentale Impulse als auch segnende Kräfte von außen wirken über das Zellbewusstsein auf den Menschen ein und lösen tiefgreifende Veränderungen oder Transformationen aus! Bewusstsein kennt keine Grenzen. Es vermag alle Hüllen zu durchdringen und mühelos innere Prozesse auszulösen. Es wird in Zukunft möglicherweise nur noch darum gehen, wie das Zellbewusstsein verändert oder wie eine heilsame Veränderung zugelassen werden kann. Wie ein solcher Prozess im Einzelnen ablaufen könnte, schildert Mirra Alfassa (Mutter) in einem Gespräch mit ihrem Schüler Satprem: „Das supramentale Licht drang direkt in meinen Körper, ohne durch die inneren Wesen hindurchzugehen. Das geschah zum ersten Mal. Es kam durch die Füße herein. Eine rote und goldene Farbe, wundervoll, warm und intensiv. Es stieg immer höher und höher. Und je höher es stieg, desto höher stieg auch das Fieber, weil der Körper diese Intensität nicht gewohnt war. Als dieses ganze Licht meinen Kopf erreichte, glaubte ich zu bersten und die Erfahrung abbrechen zu müssen. Aber da bekam ich sehr klar den Hinweis, Ruhe und Frieden herabzubringen, dieses ganze körperliche Bewusstsein und alle Zellen zu erweitern, damit sie das supramentale Licht in sich aufnehmen können."[79] Diese Art des inneren Erlebens mag jenen, die sich nicht mit Yoga, Meditation oder Spiritualität befasst haben, etwas unvertraut oder fremdartig anmuten, aber sie wurde von MENSCHEN erlebt. Und, wie Prof. Thomas im Zusammenhang mit dem Phänomen der Spontanremission erwähnte: Wenn sie von *einem* Menschen gemacht wurde, kann sie auch von anderen gemacht werden! Sie ist universell, und sie ist jenseits jeglichen religiösen Kontextes. Daher kann eine Yogini ein Erlebnis schildern, das bis in die Wortwahl von einem Jünger Jesu stammen könnte. „Die Zellen empfinden eine Aspiration, ein

Zentral-Bewusstsein des Körpers spürt eine intensive Aspiration mit einer so vollständigen Hingabe wie möglich: „Dein Wille, Herr, Dein Wille, Dein Wille...""[80] Auch wenn diese tiefgreifenden Transformationsprozesse zurzeit möglicherweise nur von einigen „Pionieren des Bewusstseins" vollzogen werden können, so bieten sie doch eine wunderbare Hoffnung für die Menschheit. Heilung ist möglich. Heilung geschieht von innen. Und Heilung bedarf vielleicht nur – der HINGABE.

4) Gebetsheilung

Im Umfeld der großen Weltreligionen, unabhängig davon ob sie theistisch oder nicht-theistisch ausgerichtet sind, ist die helfende, segnende und heilende Wirkung von Gebeten unstrittig. Ein tibetischer Sherpa wird um das Gelingen seines Aufstieges auf den Mount Everest ebenso beten wie ein gläubiger Jude oder Christ, und auch ein in Hingabe versunkener Sufi wird seine Andacht über ein Gebet einleiten. Spätestens seit der cartesianischen Trennung, als Geist und Seele aus der „Wissenschaft" entfernt wurden, ist das Themenfeld Gebetsheilung ganz in den Bereich des Religiösen zurückgedrängt worden. Erst als der amerikanische Arzt Larry Dossey mit seinem Werk „Heilende Worte" einen Millionen-Bestseller verfasste, rückte das Gebet wieder in den Fokus wissenschaftlicher Forschung. Wer es allerdings wagte, sich ernsthaft mit der „Heilkraft von Gebeten" auseinanderzusetzen, riskierte seine wissenschaftliche Karriere. Auch wenn die Zahl derjenigen, die sich mit diesem Gebiet zumindest aufgeschlossen und vorurteilsfrei befassen, etwas gestiegen ist, hat sich an der Grundproblematik wenig verändert. Gebetsheilung gilt als noch abwegiger als die Befassung mit Spontanremission. Wie borniert diese Einstellung ist, wies Dossey in seinem wegweisenden Buch detailliert nach.

„Versuche mit Menschen zeigten, dass das Gebet positive Wirkungen auf Blutdruck, Wunden, Herzattacken, Kopfschmerzen und Angst hatte. Gegenstand dieser Arbeiten war unter anderem Wasser, Enzyme, Bakterien, Pilze, Hefe, rote Blutzellen, Samen, Pflanzen, Algen, Mottenlarven, Mäuse und Hühner. Unter den Prozessen, die beeinflusst wurden, waren die Aktivität von Enzymen, die Wachstumsraten von leukämischen weißen Blutzellen, Mutationsraten von Bakterien, Keim- und Wachstumsraten von verschiedenen Samen, die Entladungshäufigkeit von Schrittmacherzellen, die Heilungsdauer von Wunden, die Größe von Kröpfen und Tumoren, die zeitliche Dauer des Erwachens aus der Betäubung, autonome Effekte, wie die elektrische Aktivität der Haut, die Hämolyseraten der roten Blutzellen und der Hämoglobingehalt.

Bemerkenswert ist, dass die Wirkungen des Gebets nicht davon abhingen, ob die betende Person und der Organismus, für den sie betete, beisammen waren oder ob er oder sie sich weit entfernt aufhielt. Heilung konnte sowohl vor Ort als auch über eine Entfernung stattfinden. Sogar wenn ein „Objekt" in einen mit Blei verkleideten Raum oder in einen Käfig gestellt wurde, der es von allen bekannten Formen elektromagnetischer Energie abschirmte, drang die Wirkung dennoch durch."[81]

Diese „Fernwirkung" ist in der Geistheilung eine Standarderfahrung. Wird dort als Ursache die Hilfe von sogenannten „Geistführern" angenommen, so würde bei den Befürwortern der „intelligenten Zellen" ein universelles Zell-Bewusstsein als Erklärung herangezogen. Möglicherweise liegt die Wahrheit in der Mitte oder in der Addition beider Varianten.

Auch in der Gebetsheilung stoßen wir auf das Moment der Hingabe, auf das „Dein Wille geschehe". Machbarkeit spielt, ähnlich wie bei der Geistheilung, auch bei der Gebetsheilung nicht die geringste Rolle. „Oftmals geht der Heilung eine besinnliche, gebetsähnliche Haltung der Ergebenheit und der Annahme voraus, nicht das kraftvolle, aggressive Gebet für bestimmte Resultate, einschließlich der Ausmerzung des Krebses."[82]

Doch selbst in der Anonymität einer wissenschaftlichen Studie, in der „Sender und Empfänger" sich nie begegneten, erwies sich die Wirkung von Gebeten als nachweislich segensreich. Die Amerikaner Elisabeth Targ und Fred Sicher führten eine Untersuchung mit zwanzig AIDS-Patienten durch, die sich alle im gleichen Stadium der Erkrankung befanden. Sie wählten vierzig Heiler der verschiedensten spirituellen Traditionen aus, die sich bereits dadurch ausgezeichnet hatten, dass sie hoffnungslos erkrankten Menschen geholfen hatten. Niemand außer den Heilern wusste, welche der Patienten mit den heilenden Gebeten bedacht wurden und welche nicht.

„Die zwanzig Patienten wurden in zwei Gruppen eingeteilt. Alle erhielten weiterhin die gleiche medizinische Behandlung, aber eine Gruppe wurde darüber hinaus mit heilenden Gebeten bedacht. Patienten und Heiler begegneten einander nie. Die Heiler bekamen lediglich den Namen, ein Foto und die Anzahl der T-Zellen und wurden gebeten, sich zehn Wochen lang, sechs Tage pro Woche, jeweils eine Stunde lang auf die Gesundheit und das Wohlbefinden dieser Patienten zu konzentrieren. Da vierzig Heiler für zehn Patienten beteten, erhielt also jeder Patient zehn Wochen lang die heilenden Gebete von vier verschiedenen Heilern.

Die Ergebnisse waren so erstaunlich, dass es die Wissenschaftler kaum glauben wollten: Nach sechs Monaten waren vier von den zehn Patienten, die keine Gebete empfangen hatten, verstorben. Im Gegensatz dazu waren in der anderen Gruppe nicht nur alle zehn noch am Leben, sondern fühlten sich auch ausnahmslos besser – was von den medizinischen Analysen bestätigt wurde."[83]

Das Positive an der aktuellen Forschungssituation ist der Umstand, dass gerade bedeutende Quantenphysiker glauben, einen Schlüssel in der Hand zu halten, um solche Phänomene wie Gebetsheilung oder Geistheilung zumindest annähernd transparent zu machen. Wenn so angesehene Forscher wie Werner Heisenberg oder Hans-Peter Dürr recht haben, dann führt eine tiefgläubige Einstellung offensichtlich dazu, die makrokosmische Ebene zu verlassen und in einen mikrokosmischen Bereich einzutauchen, auf dem ein „einheitliches Heilungsfeld" wirkt, dem grenzenlose Kräfte zugesprochen werden können. „Die Felder in der Quantenphysik sind nicht nur immateriell, sondern wirken in ganz andere, größere Räume hinein, die nichts mit unserem vertrauten dreidimensionalen Raum zu tun haben. Es ist ein reines Informationsfeld und hat nichts mit Masse und Energie zu tun. Dieses Informationsfeld ist nicht nur innerhalb von mir, sondern erstreckt sich über das gesamte Universum. Der Kosmos ist ein Ganzes, weil dieser Quantencode keine Begrenzung hat. Es gibt nur das Eine."[84] Es ist faszinierend zu sehen, dass ein Physiker am Beginn des 21. Jahrhunderts nahezu das Gleiche sagt wie eine Yogini, die zu ihren Einsichten durch intensive Yoga-Praxis gelangte! Es wäre allerdings ein Trugschluss, wollte man annehmen, die moderne Wissenschaft wäre in der Lage, das große „Geheimnis des Lebens" nun im Labor zu entschlüsseln; aber auf dem Weg zu den großen Mysterien vermag die Quantenphysik, bei einer bestimmten Sichtweise, zumindest das Wirken der verschiedenen

"Felder" zu verdeutlichen und damit einen Beitrag zum Verständnis von Spontanheilungen zu leisten.

5) Spirituelle Psychologie

Mancher mag sich fragen, ob der Zusatz „spirituell" zur Psychologie nicht eine Übertreibung darstellt, doch aufgrund der Tatsache, dass es jede Menge atheistische oder materialistische Vertreter in diesem Bereich gibt, charakterisiert diese Ergänzung eine bestimmte Richtung oder Ausrichtung. Inzwischen gibt es eine Fülle an Fachliteratur zum Thema Psychotherapie und Heilung, vor allem in der Krebsbehandlung. Aussagen von Heilern, beispielsweise über die seelischen Wurzeln von Krebs, beeindrucken Patienten manchmal zutiefst und lösen eine heilsame innere Wandlung aus. „Krebs hat eine Ursache. Wenn man diese findet, ist Krebs heilbar." Dieser Satz war für eine Krebspatientin der Schlüssel zur Gesundwerdung.[85] Auch Lawrence LeShan schildert in seinem berühmten Werk „Psychotherapie gegen den Krebs" immer wieder jene seelischen Strukturen, die Menschen in eine Ausweglosigkeit führen, in der sie eine Krebserkrankung entwickeln. Sie alle glaubten, in ihrem Leben sei „eine Veränderung gar nicht möglich".[86] Es entstehe in den Patienten eine „laute Einsamkeit des Schmerzes", so LeShan, die sie unaufhaltsam in die Krankheit treibe. Der Ausweg aus dieser Krisensituation besteht daher darin, den Patienten wieder mit seinem „wahren Selbst" in Verbindung zu bringen. „Das Ziel besteht darin, dem Patienten zu helfen, so ganz und gar eins mit sich selbst zu werden, dass er spontan und voller Leben auf seine Umgebung eingeht. Seine Symptome sind ja das Ergebnis seiner Unfähigkeit, wirklich und wahrhaftig er selbst zu sein, und sie stellen ihrerseits Verhaltensweisen dar, die dieser freien und offenen Äußerung seines Selbst im Wege stehen."[87] Aufgrund seiner jahrzehntelangen Erfahrungen mit Krebspatienten gelangte LeShan zu der Überzeugung, das Vorhandensein von Krebs sei gewöhnlich ein Zeichen dafür, dass „etwas anderes im Leben der Patienten verkehrt ist". Hier verortete er den Ursprung der Krankheit und den Ansatzpunkt zur Heilung. „Ich arbeitete daran, dieses „andere", das verkehrt war im Leben des Patienten, zunächst einmal zu orten und die Wurzeln dieser psychologischen Gerichtetheit freizulegen, die manche Krebspatienten daran hindert, ihre menschlichen Kräfte im Kampf gegen die Krankheit einzusetzen – dieses „andere", das, wie ich glaube, mit der Entwicklung der Krankheit überhaupt verbunden ist."[88] LeShan steht mit dieser Überzeugung keinesfalls allein. Eine Reihe angesehener Autoren schließt sich seiner Auffassung an, darunter auch David Servan-Schreiber, ein selbst von der Krankheit Betroffener. „Wir alle leben in Mythen, die unsere Fähigkeit zur Bekämpfung von Krebs schwächen. So sind zum Beispiel viele davon überzeugt, dass Krebs in erster Linie mit der genetischen Veranlagung zusammenhängt und nicht mit der Lebensweise. Die Wissenschaft hat bewiesen, dass es sich genau umgekehrt verhält."[89] Diese Erkenntnis sollte allerdings nicht zu einem wilden Aktionismus führen, sondern eher zu einer inneren Einkehr. Dossey appelliert daher an die Bereitschaft zum inneren Loslassen: „Der spontane, ungeplante Charakter telesomatischer Reaktionen lässt vermuten, dass es ein „Gesetz der umgekehrten Anstrengung" gibt, wie Aldous Huxley es einmal ausgedrückt hat. Je mehr wir versuchen, diesen Ereignissen nachzuhelfen und sie zu kontrollieren, umso mehr scheinen sie uns zu entgleiten. Das Geheimnis besteht offenbar darin, sich nicht zu bemühen und nicht zu handeln, und dadurch zuzulassen, dass die Welt telesomatisch ihre Weisheit manifestiert, nicht unsere."[90]

Wie unbestritten die „seelische Komponente" bei der Ausbildung von Krankheiten ist, zeigt auch eine Studie über Asbestbelastung, bei der die Wechselbeziehung zwischen Umweltfaktoren und der Krankheitsentstehung kritisch hinterfragt wird. „Vor einigen Jahren machte eine Studie deutlich, dass von 1000 Menschen, die einer chronischen Asbestbelastung ausgesetzt sind, einer ein Mesotheliom, eine tödliche Form von Krebs, entwickelt. Das ist zwar immer noch eine alarmierend hohe Rate im Vergleich zum allgemeinen Vorkommen dieser Krankheit, aber die interessante Frage ist doch auch: was ist mit den übrigen 99,9 Prozent, die nicht krank wurden? Gibt es etwas, das sie getan oder nicht getan haben und das sie gesund erhielt? Welche Faktoren tragen noch dazu bei, dass die Krankheit ausbricht?"[91]

Diese Frage, die Lipton/Bhaerman hier aufwerfen, führt zwangsläufig an die metaphysische Dimension von Krankheit und Heilung heran. Wir haben in unserem Buch „Zwölf Gesetze der Heilung" versucht, uns möglichen Antworten auf diese Grundfrage des Lebens zu nähern, daher mag an dieser Stelle ein Verweis genügen.[92] Um allerdings zu verdeutlichen, dass die „Karma-Lehre" oder das „Gesetz von Saat und Ernte" (Gal. 6,7) keinesfalls auf die philosophisch-theologische Diskussion beschränkt werden kann, soll nachfolgend aus den „Vorlesungen" des Homöopathen James T. Kent zitiert werden. „Denken und Wollen bewirken im Menschen einen Zustand, der für seine augenblickliche Gesundheitslage, sein Gleichgewicht, seine Harmonie und Disharmonie verantwortlich ist. Solange der Mensch das Wahre dachte und das tat, was für seinen Nächsten das Beste, was seiner Seele gemäß war, so lange blieb der Mensch auf diesem Planeten frei von jeder Empfänglichkeit für Ordnungsstörungen, für Krankheiten. Das war die Struktur, in der er geschaffen war. Solange er gemäß dieser Struktur lebte, bot er keinen Angriffspunkt für Krankheiten; seine Aura verhinderte jede Ansteckung. Als der Mensch jedoch anfing, das zu wollen, was falschem Denken und Fühlen entsprang, erreichte er einen anderen Zustand, der genau seinem Inneren, seinem Sein entsprach. Seither ist der Zustand des menschlichen Leibes ein für Krankheiten empfänglicher Zustand, verursacht letztlich durch das Wollen des Bösen, durch das Denken und Fühlen dessen, was schlecht ist und das Leben zu einer Kette von Entgleisungen macht."[93]

Eine bemerkenswerte Aussage für einen Mediziner! Kent unterscheidet sich hier wenig von der modernen spirituellen Literatur und ihrer Auffassung von Leid und Krankheit. Karma bestraft oder belohnt nicht. Es stellt lediglich die verloren gegangene Harmonie und Ordnung wieder her. Diese Wiederherstellung dient sowohl dem Wohl des Einzelnen als auch der Gesamtheit. Die Schritte dazu muss jeder Einzelne selbst machen – womit Krankheit und Freiheit in einem ganz neuen Licht erscheinen.

6) Lebensführung

Vor zweitausend Jahren in Galiläa hieß es: „Gehe und sündige nicht mehr!" Dieses „Nicht-mehr-sündigen" war die Voraussetzung für die Heilung. Wenn das Wort in seiner eigentlichen Bedeutung, nicht in seiner kirchlichen Entstellung, verstanden wird, nämlich als „absondern", dann hat die Aussage Jesu auch heute noch in vollem Umfang ihre Gültigkeit. Wie in den vorstehenden Absätzen dargelegt wurde, entsteht Krankheit durch ein

Herausfallen aus einer Ordnung. Einer Ordnung, die sich von der makrokosmischen Ebene bis ins Zellbewusstsein erstreckt. Die Gründe, warum ein Mensch aus der Ordnung fällt, sind so mannigfaltig wie die Zahl der Erkrankten. Immer aber liegt ihr ein innerseelisches Geschehen zugrunde. Aus dieser Einsicht leitet sich der Hinweis bei Medizinern wie auch bei den verschiedenen Therapeuten ab, an der bisherigen Lebensführung etwas zu ändern. Manchmal kann bereits diese Veränderung ein entscheidender Schritt zur Gesundung sein.

„Tatsache und inzwischen eindeutig belegt ist, dass Arteriosklerose reversibel ist, wenn man aufhört, dem Körper die Substanzen zuzuführen, die sie verursachen (vor allem gesättigte Fettsäuren), wenn man es unterlässt, das Heilungssystem durch psychische Mechanismen (zum Beispiel durch Wut und emotionale Isolation) zu blockieren. Wir wissen zwar noch nicht, welche Mechanismen das System hier im Einzelnen nutzt; was wir aber wissen und bei Patienten beobachten können, die sich zur Senkung des Cholesterinspiegels im Blut an bestimmte Diätvorschriften halten und lernen, anders mit Stress und ihren Emotionen umzugehen, ist, dass arteriosklerotische Plaques in den Herzkranzgefäßen zurückgebildet und die Gefäße damit entsprechend besser durchblutet werden. Bekannt ist auch, dass der Körper sehr schnell auf diese Veränderungen des Lebensstils anspricht. So kann bei manchen Patienten bereits nach nur einem Monat – mittels hochkomplizierter Untersuchungen der Herzdurchblutung – eine verbesserte Durchblutung der Koronararterien nachgewiesen werden."[94] Das ist nun natürlich keine epochale neue Einsicht, aber manchmal erscheint das Grundlegende als so profan, dass vergessen wird, wie grundlegend es ist.

Überraschender dagegen sind die Einsichten hinsichtlich des

sozialen Umfeldes und seines Einflusses auf die Gesundheit. Die amerikanischen Professoren Syme und Marmot untersuchten beispielsweise den Integrationsfaktor japanischer Einwanderer in die USA und kamen zu erstaunlichen Ergebnissen. Sie „klassifizierten die japanischen Einwanderer danach, wie stark sie ihre traditionelle japanische Kultur einschließlich der sozialen Bindungen beibehielten. Die japanischen Männer, die einen amerikanischen Lebensstil übernommen hatten, litten häufiger unter Herzerkrankungen, während jene, die sich ihre traditionelle Kultur bewahrt hatten, am seltensten erkrankten."[95] Sollte sich dieser Sachverhalt in breiten Gesellschaftskreisen nachweisen lassen, wäre er eine späte Bestätigung für die von manchen indischen Yogis aufgestellte Behauptung: Wenn ein Mensch das Land seiner Geburt verlässt, sollte er genau schauen, ob er sich harmonisch in seine neue Umgebung einfügt; andernfalls würde er Disharmonie und Unordnung in sein neues „Um-Feld" einbringen. Hier wird keinem schwülstigen Patriotismus das Wort geredet, sondern die Frage aufgeworfen, ob der Ort einer Inkarnation möglicherweise in einem engen Zusammenhang mit einer übernommenen Aufgabe steht. Auch das Missachten des eigenen „Lebensplanes" könnte ein wesentlicher Faktor für die Ausbildung einer Krankheit sein.

Der amerikanische Arzt Leonard Laskow entwickelte für seine Patienten einen „Vier-Stufen-Plan", um ihnen vor Augen zu führen, inwiefern sie sich in einen Zustand der „Getrenntheit" manövriert hatten. Dieses „Getrennt-Sein vom Ganzen" stellte für Laskow den Schlüssel zur Problemlösung dar. Um aus dieser unheilvollen Situation herauszufinden, gilt es, seine Lebensführung in vier Schritten zu verändern:

1. Schritt: Informiere dich über das, was jetzt als Form materialisiert ist. Die Wahrheit anzuerkennen, ist der erste Schritt zur Verantwortlichkeit.
2. Schritt: Gehe konform mit dem Zustand, verbinde dich mit ihm, statt dich von ihm abzugrenzen. Wenn wir in Resonanz sind mit der Form, haben wir mehr Einfluss auf ihre Organisation.
3. Schritt: Mache den Zustand „ungeformt", das heißt, löse ihn auf, indem du ihn freisetzt. Durch die Absicht des Beobachters werden Teilchen zu Wellenformen und Wellenformen wieder zu Teilchen.
4. Schritt: Reformiere die freigesetzte Energie, so dass sie deinen Zielen und Wünschen entspricht. Hier geht es darum, loszulassen und unsere Absicht auszusenden – ohne Anhaftung an das Ergebnis.[96]

Die Durchführung dieser vier Schritte überwindet die Isolation, die meist selbst gewählt ist. Dadurch schließt man sich auch von jenem universellen Heilungsfeld ab, von dessen Existenz Laskow überzeugt ist. Auch er greift dafür auf die Quantenphysik zurück. „Im Quantenuniversum, in dem alles verbunden ist, ist Liebe der Klebstoff, der alles zusammenhält. „Liebe ist ein universelles Muster resonanter Energie." In diesem Sinne sind zwei oder mehr Stimmgabeln, die miteinander schwingen, in Liebe verbunden, genauso wie zwei oder mehr Menschen in einem spürbaren Feld der Verbundenheit, Freude oder Ekstase miteinander schwingen. „Liebe", sagt Laskow, „ist die universelle Harmonie.""[97] Dieses universelle Liebesfeld stellt für Laskow und andere, die in seinem Sinne denken, zugleich das universelle Heilungsfeld dar. Je inniger der Einzelne mit diesem FELD in Verbindung tritt, desto besser stehen seine Heilungschancen. Wie sich der Kontakt mit diesem FELD in Zukunft gestalten wird, lässt sich kaum vorhersagen, da die menschliche Kreativität ein schier unerschöpflicher Quell für neue Ideen ist.

Für Vordenker wie Bruce Lipton liegt in einer konzertierten Aktion aller Bereiche der Wissenschaft – unter Einschluss der kreativen alternativen Forscher – die Zukunft des neuen Heilwesens. „Es ist klar, dass wir in diesem vielversprechenden neuen Feld eine interdisziplinäre Forschung brauchen, die sowohl Quantenphysik als auch Elektrotechnik, Chemie und Biologie einschließt. Aus solchen vereinten Forschungsbemühungen werden höchstwahrscheinlich Therapien hervorgehen, die sehr viel weniger Nebenwirkungen haben als Medikamente. Die Forschung wird einfach bestätigen, was Wissenschaftler und Laien bereits „wissen", aber dieses Wissen vielleicht noch nicht richtig ernst nehmen und begriffen haben: Alle Organismen, auch Menschen, nehmen ihre Umgebung durch Energiefelder wahr und kommunizieren durch sie. Weil wir Menschen vorwiegend auf die gesprochene und geschriebene Sprache fixiert sind, haben wir unsere Wahrnehmung der energetischen Kommunikation vernachlässigt. Wie jede biologische Funktion verkümmert sie aber, wenn sie nicht gebraucht wird. Die Ureinwohner Australiens nutzen diese hypersensorischen Fähigkeiten auch heute in ihrem täglichen Leben, ihre Wahrnehmung ist noch nicht verkümmert. Ein australischer Ureinwohner kann zum Beispiel tief unter dem Sand Wasser spüren, und Schamanen aus dem Amazonasgebiet kommunizieren mit ihren Heilpflanzen."[98]

Noch radikaler als Lipton hat Krishnamurti die mögliche neue Synthese, das eventuell entstehende neue FELD, thematisiert. Nach seiner Überzeugung muss das wissenschaftliche Denken seine Parameter verändern, sich einer auch von ihr zu entdeckenden Transzendenz öffnen und so den – viel beschworenen – Paradigmenwechsel vornehmen. Wissenschaft muss eine „heilige Hochzeit" mit dem religiösen Bewusstsein eingehen. „Wenn der wissenschaftliche Verstand die Grenzen des Bekannten durchbricht, dann kann er sich vielleicht dem religiösen Bewusstsein nähern. Das naturwissenschaftliche Denken ist logisch, präzise, analysierend und untersucht die äußere Welt, aber es führt nicht zu einem inneren Verständnis der Dinge. Ein inneres Verständnis jedoch bringt ein Verstehen der äußeren Dinge mit sich. Wir sind das Produkt der äußeren Einflüsse. Der wissenschaftliche Verstand analysiert präzise und klar, aber er kennt kein Mitgefühl, denn er hat sich selbst nicht verstanden."[99] Noch präziser drückte Krishnamurti seine diesbezügliche Auffassung in einem Dialog mit Kindern der von ihm gegründeten Rishi Valley-Schule aus: „Ein neues Bewusstsein ist nur dann möglich, wenn der religiöse Geist und das naturwissenschaftliche Denken Teil der gleichen Strömung des Bewusstseins werden."[100] Es mag noch ein langer Weg sein, ehe sich diese Vision verwirklicht, aber der Prozess hat zweifelsfrei begonnen – und er ist irreversibel!

V

Bewusstsein und Heilung

„Du gleichst dem Geist, den du begreifst!"
— Faust I. —

Es gibt nur einen Ansatzpunkt, der zu einer möglichen Erklärung des Phänomens von Spontanheilung führt – das Bewusstsein. Alle Versuche, auf der biologischen oder pharmakologischen Ebene Antworten zu finden, sind inzwischen längst gescheitert, auch wenn das gängige medizinische Weltbild dieses „Scheitern" bisher unbeschadet überstanden zu haben scheint. Es wird in vielen Krankenhäusern und Arztpraxen weitergearbeitet, als gäbe es die in den vorstehenden vier Kapiteln geschilderten Phänomene nicht. Bemerkenswert ist allerdings, dass dieselben Ärzte, die auf ihren Kongressen jegliche spirituelle Dimension des Heilens konsequent ausklammern, nach Schluss der Veranstaltung an der Bar oder im Vier-Augen-Gespräch eine ganz andere, oft vollkommen offene Position einnehmen. Da heißt es dann gerne: „Ich will Ihnen einmal einen unglaublichen Fall erzählen. Sie dürfen aber nicht sagen, dass ich Ihnen den erzählt habe!" Es wird noch einiger weiterer mutiger Pioniere bedürfen, die konsequent für ein neues Menschenbild in der Medizin eintreten, damit der „große Wandel" vollzogen werden kann. Möglicherweise ereignet er sich schneller, als man geneigt ist anzunehmen.

Eine der außergewöhnlichsten Wegbereiterinnen für die Rolle des Bewusstseins bei der Heilung war die Amerikanerin Dora Kunz. Als Initiatorin für die Entwicklung von „Therapeutic Touch" in den USA, war sie viele Jahre weltweit unterwegs, um für ein neues Denken zu werben. Als Heilerin selbst mit einer einzigartigen Begabung ausgestattet, wusste sie aus eigener Erfahrung, welche grundlegende Bedeutung dem Bewusstsein bei Erkrankungen zugesprochen werden musste. „Heilung entwickelt sich aus dem Dialog zwischen uns selbst und unserer Krankheit sowie aus der Art und Weise, unseren „un-heilen" Körper wiederherzustellen, Schmerz, Kummer und Leid zu transmutieren. Der Dialog beginnt damit, dass wir beurteilen, was falsch ist und welchen Sinn unsere Krankheit in Bezug auf unsere Lebensweise hat. Ich ermutige jene Menschen, die mich um Rat fragen, hierbei in unterschiedlicher Form vorzugehen. Sie sollen die Phänomene ihrer Nicht-Gesundheit und deren Entwicklung im Zusammenhang beschreiben, ebenfalls ihre Vorstellungen und Träume. Auch Deutungen der bildlichen Ausdrucksweise einer Krankheit, wie Zeichnungen und Redewendungen, sind aufschlussreich; über die Krankheit in der Fachliteratur nachzulesen, hilft weiter. Die so erhaltenen Informationen regen Einsichten an, die das Bewusstsein des Einzelnen entwickeln. Das sich entfaltende Bewusstsein heilt in sich selbst und bildet eine Basis für Entscheidungen, was fernerhin zu tun ist, um den Heilungsprozess zu fördern."[101]

Dora Kunz konnte sich neben ihrer medizinischen Kenntnis auf ihre innere Wahrnehmung verlassen, was sie in die Lage versetzte, das Geschaute zu überprüfen beziehungsweise überprüfen zu lassen. So ergab sich eine Zusammenarbeit mit der Ärztin Shafica Karagulla, die in allen Fällen beeindruckt feststellen konnte, wie präzise die „Schauungen" von Dora Kunz waren, die ihr nicht sel-

ten eine Diagnose vorlegte, die weit über die ärztliche hinausging. Die Heilerin setzte das alte Heilwissen der Antike um, denn schon die wörtliche Bedeutung des altgriechischen „dia-gnosis" zeigt den Weg auf: „Ein Wissen, das zwischen zwei Menschen existiert."
Dora Kunz stand als Heilerin aber auch auf dem aktuellen Stand der naturwissenschaftlichen Forschung, vor allem der modernen Physik. In ihr sah sie eine Perspektive, seitens einer „harten Naturwissenschaft" Grundlagen aufzuzeigen, die auch für das Verstehen des geistigen Heilens hilfreich sein konnten. „Die moderne Physik erkennt an, dass es irgendwie Berührungspunkte von Bewusstsein und materieller Welt gibt, wenngleich man sich auch auf den Umfang dieser wechselseitigen Beeinflussung nicht zu einigen vermag. Die Vorstellung von einer rein objektiven Welt jedoch, in der sich alles entlang geradliniger Kausalketten entwickelt, ist in der modernen Physik nicht mehr haltbar. So geraten wir in der modernen Medizin in Vorstellungs- und begriffliche Schwierigkeiten, weil wir immer noch einem Glauben an starre Kausalverkettungen anhängen, der keinen Raum für Bewusstsein lässt. Weil wir das tun, beschneiden wir unsere Möglichkeit, eine Vielzahl von Phänomenen zu erklären. Worauf ich hinaus will, ist, darauf hinzuweisen, dass – wenn selbst unsere exakteste Wissenschaft, die moderne Physik, zumindest angefangen hat, die *Möglichkeit* anzuerkennen, dass Bewusstsein eine wichtige Rolle bei der Entwicklung dessen gespielt hat, was wir für real halten – die Medizin wenigstens darangehen könnte, die nämliche Methode in Erwägung zu ziehen."[102] Die alten Erklärungsmodelle hält Dora Kunz nicht mehr für ausreichend, zumal sie weder bei Spontanremissionen und schon gar nicht bei Spontanheilungen herangezogen werden können. Hier zeigt sich unleugbar eine andere, höhere Dimension, die auf das Heilungsgeschehen ein-

wirkt. Daher „behauptet die neue Ansicht, dass das Bewusstsein in gewissem Maße die Wirkung aller Arten der medizinischen Intervention zu modulieren vermag. Die klinischen Daten zeigen heute, dass diese Wirkung in manchen Fällen sehr tiefgreifend sein kann."[103]

Dora Kunz spricht dann deutlich aus, worauf schon andere weitsichtige Denker und Heiler vor ihr hingewiesen haben: Ohne die spirituelle Dimension wird das Heilwesen in einer Sackgasse landen. Der GEIST muss wieder in den Heilungsprozess integriert werden, andernfalls können wir nicht wirklich von Heil-werdung im Sinne von Ganz-werdung sprechen. „Die geistige Natur des Einzelnen ist ein wesentlicher Teil des Heilungsprozesses. Ob wir es wissen oder nicht, *Gott* heilt, und sein Geist ist die heilende Energie. Die verschiedenen Heilmethoden dienen nur dazu, diese Energie für uns zu kanalisieren. Wir können Ärger, Angst, Schuld und Schrecken, mit ihren Begleiterscheinungen wie Stress und Spannung, nicht eher abbauen, als bis wir die stets in uns strömende Geisteskraft erfahren. Die Heilenergie des göttlichen Geistes transformiert Leid und Schmerz in Liebe und Mitgefühl. Diese Erfahrung des Gottes in uns gibt dem Leben eine bleibende Sinnhaftigkeit. Sie wandelt ein Bewusstsein, das ständig voll Sorge um begrenzte materielle Güter kämpft, zu einem Bewusstsein der Ehrfurcht vor der grenzenlosen Schöpfungskraft des Geistes.

Gelegentlich tritt schlagartig eine vollkommene Bewusstseinstransformation ein (dann kann eine Spontanheilung geschehen, die Verf.); doch die meisten Menschen mühen sich ab und sind zufrieden mit bescheidenen, wenngleich nicht unwesentlichen Fortschritten. Wir untersuchen unsere Nicht-Gesundheit, arbeiten auf Vollkommenheit hin und sind uns unserer Erfahrungen bewusst; dies ist der Weg, das Bewusstsein zu öffnen.

Es ist sehr wichtig, diesen geistigen Aspekt in den Heilungsprozess einzubringen, und zwar sobald wie möglich. Selbst ein flüchtiger Einblick in die Schönheit geistiger Welten kann einem Kranken den nötigen Antrieb geben, auf dem Pfad der Heilung voranzuschreiten."[104]

Hier liegt der Schlüssel zum Verständnis von Spontanheilungen. Es geht um die *innere Transformation* des Einzelnen. Der Arzt, Therapeut, Heiler oder Heilige mag einen Impuls setzen oder als Werkzeug des Göttlichen dienen. Es ist immer das GÖTTLICHE, das, auf welchen Wegen oder durch welches Instrument auch immer, die Heilung durchführt.

Kein anderer Mediziner hat dies treffender zum Ausdruck gebracht als Larry Dossey in seinem Meisterwerk „One Mind", wo er das, was Dora Kunz in spirituellen Worten ausdrückt, mit dem physikalischen Begriff der „Nichtlokalität" umschreibt. Beiden geht es jedoch darum, ein Eingreifen aus einer höheren Wirklichkeit zu postulieren. „Wenn wir nur den Hauch einer Chance haben wollen, den einen Geist und die Beziehung zwischen Geist und Gehirn zu verstehen, dann müssen wir lernen, nichtlokal, und nicht lokal, zu denken. Sonst werden wir bis in alle Zukunft Problemen hinterherjagen, die es in einer nichtlokalen Welt einfach nicht gibt."[105]

1) Geist und Gehirn

Die Kontroverse, ob das Gehirn den 'Geist' hervorbringt oder dem GEIST die Priorität eingeräumt werden muss, ist längst entschieden. Trotzdem vertreten die Anhänger eines materialistischen Menschenbildes ungeniert weiter ihre Positionen, als gäbe es keine andere Weltsicht. Man ist geneigt, sich die Frage zu stellen, welche Kräfte hier „hinter den Kulissen" ihre Wirkkraft entfalten. Larry Dossey hat die Untragbarkeit und Arroganz des aktuellen wissenschaftlichen Betriebes in vier Thesen ad absurdum geführt:

„In der heutigen Wissenschaft ...

> weiß keiner, was der Geist des Menschen ist und woher er kommt,
> weiß keiner, wie der Geist mit dem Gehirn interagiert,
> gibt es keinen wie auch immer gearteten Beweis dafür, dass das Gehirn den Geist hervorbringt,
> weiß keiner, was vor der Geburt oder nach dem Tode mit dem Geist geschieht.

Dies bedeutet schlicht und einfach: Das Maß des Nichtwissens in der Wissenschaft über den Ursprung, die Funktion und die Bestimmung des menschlichen Bewusstseins ist beängstigend." [106]

Die brillanteste Widerlegung des geltenden wissenschaftlichen Paradigmas lieferte Gerda Lier in ihrem monumentalen zweibändigen Werk „Das Unsterblichkeitsproblem". Sie verdeutlicht anhand der Person von Wolf Singer, wie zutiefst unwissenschaftlich das angeblich wissenschaftliche Establishment mit seinen eigenen Einsichten umgeht. „Obwohl ein weltweit führender Hirnforscher wie Wolf Singer in Übereinstimmung mit seinen Kollegen ausdrücklich erklärt, dass niemand zur Zeit befriedigend erklären kann, wie das Bewusstsein, die kohärenten Wahrnehmungen und das koordinierte Verhalten entstehen, wird dennoch andererseits behauptet, dass es erwiesen sei, dass Hirnvorgänge das Bewusstsein erzeugen."[107] Sie belegt dann in sechs einzelnen Punkten, warum die Behauptung, der Geist sei das Produkt von Wechselwirkungen von Nervenzellen und die Neurowissenschaften könnten zweifelsfrei belegen, wie Bewusstsein entstehe, schlicht unhaltbar ist.

1) Es können nur „Korrelationen" zwischen Bewusstseins- und Hirnvorgängen etabliert werden, aber keine kausalen Beziehungen.
2) Aussagen über den Zusammenhang zwischen neuronal beobachteter Aktivität und kognitiven Leistungen sind nur spekulativ.
3) Völlig unbekannt ist, was abläuft, wenn hundert Millionen oder gar einige Milliarden Nervenzellen miteinander „reden".
4) Die Hirnforscher wissen de facto nicht einmal, wie sie die Frage in Bezug auf die „Beziehungen zwischen Gehirnprozessen und Bewusstsein" genau stellen sollen.
5) Sie sind hilflos, wenn es um die Frage geht, wie Gehirnprozesse Bewusstsein hervorbringen.
6) Niemand kann zurzeit befriedigend erklären, wie kohärente Wahrnehmungen, koordiniertes Verhalten und letztlich auch Bewusstsein entstehen.[108]

Eine besondere Herausforderung für die „Gehirn-erzeugt-Geist-Hypothese" stellen die Nahtod-Erfahrungen (NTE) von Menschen mit sensorischen Einschränkungen dar. Wie können Gehörlose bei einer NTE die Unterhaltung der behandelnden Ärzte und Schwestern vernehmen? Wie können Blinde und sogar Blindgeborene während einer NTE das OP-Zimmer wahrnehmen sowie Farben, Zahlen und Aufschriften nach ihrer Wiederbelebung exakt wiedergeben? Das Gehirn erfüllt zweifelsfrei eine „Funktion", aber sie ist ebenso zweifelsfrei nicht die „geistige Individualität", die eine bestimmte Erfahrung durchlebt. „Selbstverständlich muss es Gehirnstrukturen geben, die die Nahtod-Erfahrung vermitteln, und wahrscheinlich sind es dieselben, die alles mystische Erleben vermitteln. ... Doch die wichtigste Frage bleibt nach wie vor unbeantwortet. Wie kann es sein, dass dieses kohärente, hoch strukturierte Erleben manchmal während der Bewusstlosigkeit eintritt, wenn in einem gestörten Gehirn unmöglich eine geordnete Abfolge von Ereignissen postuliert werden kann? Dies zwingt einen zu dem Schluss, dass entweder der Wissenschaft ein grundsätzliches Bindeglied fehlt, das erklären würde, wie in einem ordnungslosen Gehirn geordnete Erlebnisse entstehen können, oder dass bestimmte Erlebnisformen transpersonal sind – also auf einem Geist beruhen, der nicht wirklich mit einem Gehirn verbunden ist."[109]

Für Menschen, die eine NTE durchlebt haben, wirkt diese wissenschaftliche Kontroverse ein wenig lächerlich. Sie haben die Priorität des Geistes am eigenen Leib, besser im eigenen Bewusstsein, erfahren. Nun kann man natürlich versuchen, was ja vielfach auch praktiziert wird, mit Sauerstoffmangel im Gehirn und ähnlichen Dingen zu argumentieren, nur wird dies bei den Millionen, die weltweit durch solche tiefgreifenden, die Persönlichkeit radikal verändernden Erfahrungen gegangen sind, wenig Eindruck hinterlassen. Es gilt auch weiterhin der Satz: „Du gleichst dem Geist, den du begreifst!"

2) Grenzbereiche

Es ist ein seltsames Phänomen, dass gerade die Physiker, für die ja angeblich nur das exakt Messbare zählt, diejenigen sind, die besonders aufgeschlossen für die spirituelle Dimension des Lebens sind. Planck, Einstein, Schrödinger, Heisenberg, Dürr, von Weizsäcker und viele andere befassten sich öffentlich oder im Verborgenen mit religiösen oder auch paranormalen Themen. Geschah es im Verborgenen, dann wussten selbst engste Schüler nichts von ihren Interessen, wie wir aus einem Gespräch mit Hans-Peter Dürr erfuhren, der es anfangs nicht glauben wollte, dass sein verehrter Lehrer Heisenberg eine enge Freundschaft mit Lama Anagarika Govinda gepflegt hatte. Die Zurückhaltung, selbst im engsten Freundeskreis, wird deutlich, wenn man sich den Zeitgeist vor Augen führt. „Wegen des vom Positivismus und Szientismus geprägten geistigen Klimas, das das Denken der Menschen im 20. Jahrhundert beherrschte, wagten es Einstein, Pauli und Jung nicht, ihre Meinung zur Parapsychologie öffentlich bekannt zu machen. Jung schreibt an Pascual Jordan, dass „man nur mit größter Vorsicht" über diese Thematik sprechen könne, „denn man ist allzu vielen Missverständnissen ausgesetzt", nämlich dem „Vorurteil der Unwissenschaftlichkeit" – „der kleine Mann, der auch Wissenschaft betreibt", wird bei dieser Thematik „rasend".[110] In einem anderen Brief, abgefasst an den berühmten amerikanische Parapsychologen J.B. Rhine, wird C.G. Jung noch deutlicher und entlarvt den Geist der Zeit. „Ich bringe meine Erfahrungen nicht vor die Öffentlichkeit. In dieser Beziehung habe ich zu viel aus der Vergangenheit gelernt. Es gibt Dinge, die dem groben Verstand des Menschen unserer Zeit einfach unbegreiflich sind. Man riskiert nur, für verrückt oder unaufrichtig gehalten zu werden, und ich habe von beidem so viel abbekommen, dass ich lernte, mit Vorsicht zu schweigen…

Ich habe festgestellt, dass es ganz wenige Menschen gibt, die ein echtes Interesse an diesen Dingen besitzen, und noch weniger, die imstande wären, über solche und ähnliche Themen nachzudenken; so bin ich im Lauf der Jahre zur Überzeugung gekommen, dass die Hauptschwierigkeit nicht darin besteht, wie man es sagt, sondern eher, wie man es nicht sagt. Der *horror novi* des Menschen ist so groß, dass er aus Angst um seinen eigenen bescheidenen Verstand lieber den Kerl, der seinen Geist beunruhigt, für verrückt erklärt. Wenn Ihnen ernstlich daran liegt, den Menschen etwas Rechtes beizubringen, müssen Sie alles dransetzen, diesen Vorurteilen aus dem Wege zu gehen. Das sind die Gründe, warum ich lieber nicht zu viele meiner Erfahrungen bekanntmache. Sie würden die wissenschaftliche Welt vor allzu verwirrende Probleme stellen."[111] Inzwischen sind achtzig Jahre vergangen, und es ist vielleicht an der Zeit, die Wissenschaft nunmehr mit diesen „verwirrenden Problemen" zu konfrontieren! Die Tatsache, dass gerade die Physik in diesem Prozess der unerwartete Bundesgenosse ist, könnte, wie Pascual Jordan erklärt, in ihrer eigenen Geschichte liegen. „Ich weiß aus mancherlei im Laufe vergangener Jahrzehnte geführten Gesprächen mit zeitgenössischen Physikern, dass gerade diese zum Teil recht vorurteilsfrei zu den parapsychologischen Erscheinungen eingestellt sind und verhältnismäßig bereitwillig dieses Gebiet wirklich als ein Tatsachengebiet ansehen. Vielleicht ist das gar nicht so überraschend: Gerade die Physiker haben in einem Zeitraum, der heute schon etwa ein Jahrhundert umfasst (Text von 1972, die Verf.), eine große Aufgeschlossenheit ausüben müssen – ihre Lernwilligkeit, ihre

Fähigkeit, sich zu lösen aus Gedankengängen, die vorher lange Zeit als fertig und unabänderlich gegolten hatten, ist in diesem Zeitabschnitt wiederholt auf harte Proben gestellt worden; und die ans Märchenhafte grenzenden Erfolge, welche die Erkenntnissuche in der Physik in diesem Jahrhundert erzielen konnte, sind gerade dadurch möglich geworden, dass die führenden Köpfe der physikalischen Forschung erfolgreich zu unterscheiden vermochten zwischen Urteil und Vorurteil."[112] Es erscheint uns als keine allzu kühne Vorhersage, wenn wir hier behaupten, diese „ans Märchenhafte grenzenden Erfolge" könnte auch eine Medizin aufweisen, die zwischen „Urteil und Vorurteil" zu unterscheiden lernte und den Mut bewiese, die Erfahrungen, die in den (noch) Grenzbereichen des Heilungswesens gemacht wurden, ernst zu nehmen und mit Entschiedenheit in jener Hinsicht zu erforschen, wie sie den Patienten in der Breite nutzbar gemacht werden könnten. Der entscheidende Schritt bestände in der Abwendung von der Vorstellung vom Menschen als Maschine und in der Hinwendung zum Menschen als „bewusstes Wesen".

Lawrence LeShan ermuntert in seinen Werken die Wissenschaftler aller Fachbereiche immer wieder dazu, sich vom „System" wegzubewegen, um unvoreingenommen auf die „Wirklichkeit" schauen zu können. „Wir suchen nicht mehr nach dem, was die Wirklichkeit *ist*, sondern nach Möglichkeiten, sie zweckdienlich zu deuten, sie so zu definieren, dass das unseren Zielen weiterhilft. Es gibt kein „richtiges" metaphysisches System, sondern nur eine Reihe von Systemen mit eingeschränkter Nützlichkeit; und verschiedene Teilbereiche der Wirklichkeit brauchen unterschiedliche metaphysische Systeme, damit ihre Daten kohärent dargestellt werden können. Es gibt keinen „richtigen" Bewusst-

seinszustand, der die „Wirklichkeit" spiegelt, sondern lediglich eine Reihe verschiedener Bewusstseinszustände, die für bestimmte Zwecke des Menschen nützlich oder nutzlos sind.
Der nächste Schritt ergibt sich von selbst. Wenn es eine Reihe verschiedener, gleichermaßen „richtiger" metaphysischer Systeme – Bewusstseinszustände – gibt und diese sich in den in ihnen enthaltenen Entitäten und Gesetzen deutlich voneinander unterscheiden, dann können wir mit einigen bestimmte Dinge tun und mit anderen nicht. Wenn etwas in einer bestimmten Konstruktion der Wirklichkeit „paranormal" ist, so bedeutet dies, dass es durch die einschränkenden Grundprinzipien dieser Konstruktion verboten ist und nicht geschieht, wenn wir diese Konstruktion verwenden. Es ist durch diese metaphysische Theorie nicht zu erklären, da es, dieser Theorie zufolge, nicht geschieht. Man kann Ereignisse nicht mit einem metaphysischen System (einer Theorie der Wirklichkeit) erklären, in der sie unmöglich sind."[113] Diese Einsicht führt zu einer ebenso einfachen wie radikalen Schlussfolgerung: „So gesehen hatten die Spiritualisten und Theologen eher recht als die Naturwissenschaftler, wenn sie versuchten, paranormale Ereignisse mit der Behauptung zu erklären, Geister oder Gott hätten sie bewerkstelligt. Sie griffen zu Entitäten aus einem anderen metaphysischen System, um Phänomene zu erklären, die in diesem nicht zu erklären sind. Indirekt sagten sie damit auch, dass man für die Erklärung paranormaler Ereignisse ein anderes metaphysisches System benötigt, einen anderen Bewusstseinszustand, wohingegen Naturwissenschaftler (und Mediziner, die Verf.) versuchten, am herkömmlichen metaphysischen System festzuhalten und diese Ereignisse innerhalb dieses Systems zu erklären. Leider aber waren diese Ereignisse in der Begriffswelt des üblichen Systems unmöglich, und daher waren auch ihre Erklärungen unmöglich.

Ich sage bewusst, dass die Spiritualisten und Theologen „eher recht" hatten als wir, nicht, dass sie „recht" hatten. Die Situation ist ähnlich wie bei dem kleinen Jungen, der nach Hause kam und seiner Mutter erzählte, er habe den ersten Preis bei einer Prüfung gewonnen. Die Frage hatte gelautet: „Wie viele Beine hat ein Pferd?" Er hatte geantwortet: „Drei." Als seine Mutter ihn fragte, wie er dann den ersten Preis gewonnen habe, erklärte er, alle anderen Kinder hätten „zwei" gesagt."[114]

Zweifelsohne werden auch Spontanheilungen von der orthodoxen Medizin als „paranormal" betrachtet; und zweifelsohne wird sie weiterhin diese Ereignisse als „Stachel im Fleisch" empfinden, solange sie nicht beginnt, ihr „System" zu ändern oder zumindest zu erweitern. Da inzwischen die Offenheit für eine „Systemänderung" weitaus größer ist als in den Tagen von Einstein und Jung, scheint die Zeit nun gekommen, um mutig zu sagen: „Das Pferd hat vier Beine!"

3) Das soziale Umfeld

Bei einer Analyse der Bedeutung des Bewusstseins auf Krankheit und Heilung muss auch das soziale Umfeld im Blick behalten werden, denn das Selbstwertgefühl und das innere Wohlbefinden werden entscheidend mitbestimmt vom Zustand der Berufswelt und des Beziehungslebens. An der Ohio State University haben Forscher unter der Leitung von Janice Kiecolt-Glaser untersucht, wie sich Streitigkeiten auf die Wundheilung auswirken. Dazu wurden Ehepaaren, die sich freiwillig zur Verfügung gestellt hatten, Wunden am Arm zugefügt. Anschließend wurden sie aufgefordert, sich über ein heikles Thema zu unterhalten. Wer gereizt oder aggressiv reagierte, bei dem bildete sich der Schorf über der Wunde langsamer. Es dauerte länger, bis die Wunde vollständig verheilt war.[115]

Harmonische Beziehungen oder ein harmonisches Umfeld wirken sich bekanntlich ausgesprochen förderlich auf das Wohlbefinden aus. Im Umkehrschluss können tragische Ereignisse oder der Verlust eines geliebten Menschen zu schweren Erkrankungen führen. „Die Tatsache, dass der Verlust einer zentralen Beziehung, zusammen mit der Unfähigkeit, eine neue Bindung einzugehen, sich als typisch für Krebspatienten erwies, war ohne Zweifel ein sehr wichtiges Ergebnis. Es hatte direkt mit der Persönlichkeit des Patienten zu tun und mit der Art, wie er sich selber wahrnahm. Aber dieses Ereignis rief auch Fragen hervor. Warum war diese eine Beziehung so bedeutsam für den Patienten? Warum war sie unersetzlich? Und was war mit den Menschen, die ähnliche Verluste erlitten hatten und *nicht* krebskrank geworden waren? Was war die tiefere Bedeutung dieser Beziehung für den Patienten?"[116]

Eine Antwort, vielleicht die bedeutendste, fand LeShan in der Verzweiflung. Die andere dürfte die Angst gewesen sein. Bei nahezu allen seinen Patienten spielte die Verzweiflung eine entscheidende Rolle, obwohl sie nicht das *Ergebnis* der Krebserkrankung war. „Sie war vielmehr ein Grundzug der gefühlsmäßigen Verfassung der Patienten, ein Gefühl, das sie zeitlebens gehabt hatten. Um es noch deutlicher zu sagen, viele Patienten brachten sehr deutlich zum Ausdruck, sie hätten jahrelang das Gefühl gehabt, dass es keinen Weg aus dem emotionalen Gefängnis gab – außer durch den Tod."[117] Dieser Empfindungskomplex wird im übernächsten Abschnitt noch eine besondere Rolle spielen, wenn es um die Bedeutung von „Freiheit und Heilung" geht. Wenn der Patient glaubt, auf die ihn umgebenden Umstände nicht mehr aus eigener Entscheidung einwirken zu können, scheint – oft unbewusst – die Krankheit der einzige Ausweg zu sein.

Ähnlich dramatisch wie ein Konflikt im Beziehungsleben wirkt sich eine Herabsetzung oder Kündigung im beruflichen Umfeld aus. Dies geschieht vor allem dann, wenn das eigene Selbstwertgefühl eng mit der beruflichen Wertschätzung verknüpft ist. „Winfried Egger ist überzeugt zu wissen, wie sein Krebs entstanden ist. Fünf Jahre vor der Erkrankung wurde er mit etlichen Mitarbeitern ohne Vorankündigung zwangspensioniert. „Es ist die größte Enttäuschung, das muss ich ehrlich sagen. Wenn man sein ganzes Leben für einen Betrieb einsetzt und immer nur das Beste will." Herr Egger wird spürbar emotional, seine Stimme zittert leicht. „Und dann über Nacht einfach so gesagt bekommst: Jetzt bist du alt, zu teuer, und schleich dich, auf gut Deutsch gesagt. Und das hat ja nicht nur mich betroffen, sondern Hunderte. Mir ist aufgefallen, dass etliche Mitarbeiter und auch Kollegen an

Krebs erkrankt sind und auch schon gestorben sind."[118] Dieser von Kurt Langbein geschilderte Fall dürfte typisch sein. Er widerfährt häufig jenen Menschen, die nicht aus ihrer Mitte leben, sondern sich von ihrer Umgebung weitgehend bestimmen oder zumindest in hohem Maße prägen lassen. Um dieser tödlichen Falle zu entgehen, riet LeShan seinen Patienten, sich sieben Fragen zu stellen und die ehrlichen Antworten darauf sorgfältig zu prüfen:

1) Kann ich Zorn und Ärger zum Ausdruck bringen, wenn ich ihn sehr heftig empfinde?
2) Versuche ich – unter allen Umständen und ohne mich jemals zu beklagen –, das Beste aus den Dingen zu machen?
3) Habe ich vielfältige Interessen und erfreuliche Beschäftigungen oder ist meine gesamte Energie auf eine einzige Beziehung ausgerichtet (Arbeit, Partner, Kind usw.), so dass ich beim Zusammenbruch dieser Beziehung keinen Grund zum Weiterleben hätte? (Weckt zum Beispiel der Gedanke an das Ausscheiden aus dem Arbeitsleben bei mir die Assoziation: „Genauso gut könnte ich auch tot sein?" Oder werde ich mein Leben auch weiterhin für lebenswert halten, wenn die Kinder aus dem Haus sind?)
4) Halte ich mich für einen liebenswerten und brauchbaren Menschen und Mitmenschen, oder habe ich mich in meinem Leben immer eher nutz- und wertlos gefühlt? Fühle ich mich oft einsam, zurückgewiesen, isoliert von anderen?
5) Tue ich mit meinem Leben das, was ich möchte? Sind meine Beziehungen zu anderen Menschen befriedigend für mich? Bin ich einigermaßen optimistisch, was die Frage meiner Selbstverwirklichung angeht, oder habe ich keine Hoffnung, dass ich diesen Zustand jemals erreichen werde?

6) Wenn ich in diesem Augenblick erfahren würde, dass ich nur noch ein halbes Jahr zu leben habe, würde ich dann mit meiner augenblicklichen Beschäftigung fortfahren? Oder habe ich geheime und unerfüllt gebliebene Träume, Hoffnungen, Wünsche, deren ich mich schäme und die mich mein Leben lang verfolgt haben?
7) Wenn ich erfahren würde, dass ich an einer tödlichen Krankheit leide, würde ich dann so etwas wie Erleichterung spüren?[119]

Diese Liste zählt zum Wertvollsten, was in LeShans äußerst hilfreichem Buch wiedergegeben wird! Die ehrliche Beantwortung und schonungslose Analyse dieser Fragen kann im wahrsten Sinne des Wortes Leben retten. Auch der begabteste Heiler kann einem Patienten, der in einer emotionalen Sackgasse steckt, nur einen Spiegel aufstellen oder ein Warnschild mit dem Hinweis „Sackgasse". Er kann ihn nicht umdrehen und auf den Pfad zurück ins Leben schieben. Täte er dies, er würde gegen ein geistiges Gesetz verstoßen. Jeder wahre Heiler, der die Gesetze des Lebens kennt, weiß dies und handelt entsprechend. Es gibt keine Empathie und kein noch so tief empfundenes Mitgefühl, das den freien Willen des Patienten missachten darf.

Eine ähnliche, etwas umfangreichere Liste wie LeShan erstellt auch Herbert Kappauf. Seine umfasst vierzehn Punkte, von denen vor allem die letzten vier eine wertvolle Ergänzung zu den zitierten sieben Punkten LeShans darstellen:

„Geben Sie Ihrer Krankheit nur den Raum, der notwendig ist. Die Krankheit ist nicht Ihr Leben!
Entdecken Sie sich selbst. Achten Sie darauf, was Ihnen gut tut.

Achten Sie bei allen Ratschlägen darauf, was für *Sie* stimmig ist. Leben Sie *Ihr* Leben, nicht das Leben von anderen!"[120]

Auch wenn es für manchen Erkrankten belastend sein mag: Jeder Einzelne ist für seine Krankheit und für seine Gesundheit selbst verantwortlich! Die Krankheit beinhaltet einen tiefen Sinn, den der oder die Betreffende nur ganz allein in seinem tiefsten Inneren zu erkennen vermag. Ein Arzt oder Heiler mag ein Symptom beseitigen, die Krankheit wird er damit nicht aufgelöst haben. Wenn er wahrhaft im Sinne des GANZEN heilt, wird er dem Patienten ein so reiner Spiegel sein, dass dieser im Hineinblicken selbst die rechte Ein-Sicht erlangt und auf den Pfad zur Gesundwerdung zurückfindet.

4) Die neue Ganzheitlichkeit

Der Schlüssel zur Bewusstwerdung liegt zweifelsfrei im Einzelnen; doch dieser lebt natürlich nicht isoliert auf einer einsamen Insel. Eine Verschiebung des anthropologischen Rasters, das zu einem neuen Menschenbild, vor allem in der Medizin und in der Biologie, führen würde, hätte ganz sicher nachhaltige Wirkung auf jeden erkrankten (und auf jeden gesunden) Menschen. Daher ist es nur konsequent, wenn Vordenker wie Lipton für ihren Fachbereich eine „Neue Biologie" fordern. „Auf der einen Seite steht die Welt des Neo-Darwinismus, die das Leben als eine endlose Schlacht zwischen biochemischen Robotern sieht. Und auf der anderen Seite steht die „Neue Biologie", die das Leben als kooperative Reise starker Einzelwesen betrachtet, die sich darauf programmieren können, freudvolles Leben zu erschaffen. Wenn wir diese Grenze überschreiten und die Neue Biologie wirklich verstehen, dann streiten wir uns nicht mehr um Vererbung versus Konditionierung, um Natur versus Kultur, um angeboren oder erworben, sondern wir erkennen, dass der voll bewusste Geist beides übertrumpft. Ich glaube, der dadurch bewirkte Paradigmenwechsel wird die Welt ebenso erschüttern wie damals, als einer Zivilisation, die sich auf einer flachen Scheibe wähnte, die Idee von der Erdkugel vorgestellt wurde.[121]

Es gibt vielversprechende Ansätze, die darauf hoffen lassen, dass der GEIST in einer zukünftigen Medizin verstärkt eine Rolle spielen wird, doch Lipton selbst führt ein Beispiel an, basierend auf einem *Science*-Artikel des Jahres 2000, in dem auf eine alte Anekdote im Umkreis von Koch und Pasteur eingegangen wird. Leider zeigt dieses Beispiel, wie wenig die orthodoxen wissenschaftlichen Kreise zum Umdenken bereit sind. Es geht um die „Mikroben-Theorie", wonach Bakterien und Viren die Ursache von Krankheiten sind. „Diese Theorie ist heutzutage allgemein akzeptiert, doch zu Kochs Zeiten war sie heftig umstritten. Einer von Kochs Kritikern war so davon überzeugt, dass diese Theorie falsch sei, dass er forsch ein Glas Wasser mit Vibrio Cholerae (den Bakterien, die Koch als Ursache der Cholera-Erkrankung ansah) austrank. Zum allgemeinen Erstaunen schienen die virulenten pathogenen Bakterien dem Mann überhaupt nichts auszumachen. In dem *Science*-Artikel von 2000 wird über das Ereignis berichtet: „Aus unerklärlichen Gründen entwickelte er keine Symptome, doch nichtsdestotrotz hatte er Unrecht."

Der Mann überlebte, und die Wissenschaft besaß die Dreistigkeit, zu behaupten, er habe Unrecht! Wenn man behauptet, dieses Bakterium verursache Cholera, und er gezeigt hat, dass die Bakterien ihm nichts anhaben können, wie kann man dann weiterhin behaupten, trotzdem Recht zu haben? Statt herauszufinden, wie es dem Mann gelang, nicht krank zu werden, wischte die Wissenschaft diese und andere „unsaubere" Ausnahmen, die ihre Theorie infrage stellen könnten, munter beiseite. Sie erinnern sich an das Dogma, dass unsere Biologie durch unsere Gene bestimmt wird? Die Mikroben-Theorie ist ein weiteres Beispiel dafür, wie Wissenschaftler so darauf fixiert sind, ihre Wahrheit zu behaupten, dass sie alle störenden Ausnahmen ignorieren. Eine Theorie kann per se jedoch keine Ausnahme zulassen – Ausnahmen bedeuten schlichtweg, dass die Theorie nicht vollständig zutreffend ist."[122]

Der Lösungsansatz dürfte darin bestehen, das Beobachtungsgebiet auszudehnen, vom Lokalen zum Nichtlokalen und vom Einzelmenschen zum Feld zu wechseln. Dies würde aber erfordern, per Beschluss den reinen Materialismus aufzugeben. Es ist nicht zu erwarten, dass diejenigen, welche einen so weitreichenden Beschluss fassen müssten, dies in naher Zukunft auch tun werden. Einstein, Bohm, Sheldrake, Lipton und andere waren und sind noch immer Einzelkämpfer, die mit einem erweiterten Bewusstsein eine höhere Dimension der Forschung längst erkannt haben; doch der Mainstream bewegt sich noch immer auf ausgetretenen Pfaden. „Das beschreibt das Dilemma, in dem wir uns befinden, wenn wir versuchen, unsere Welt ausschließlich durch die Materie zu verstehen. Die Ungeheuerlichkeit dieses Irrtums wird umso deutlicher angesichts unserer heutigen Kenntnis, dass es die unsichtbaren Felder sind, die die Materie steuern und bestimmen. Oder wie Einstein mit umwerfender Schlichtheit sagte: „Das Feld ist die alleinige Kraft, die die Materie bestimmt." Das heißt, dass das Feld die Energiematrix des Universums ist, die über alle Materie herrscht, auch über jene Eisenspäne. Einstein betonte die Bedeutung des Feldes für die Bildung unseres Universums mit den Worten: „… in dieser neuen Physik ist kein Platz für beides, Feld und Materie, denn das Feld ist die einzige Realität." …

Der Grundgedanke der Relativitätstheorie lautet: Wir sind alle miteinander verbunden."[123]

Diese Grundeinsicht, der Larry Dossey mit „One Mind" ein ganzes Werk gewidmet hat, in dem er den „Einen Geist" beschreibt, der alles mit allem verbindet, drängt sich auch all jenen auf, die sich mit dem Phänomen der Spontanheilung befassen oder befasst haben. Es muss ein weitaus größeres FELD beachtet und beobachtet werden, um die zahllosen Facetten des Heilungsgeschehens heranzuziehen. „Heilung vollzieht sich auf ebenso chaotische wie geordnete Weise, sie ist ebenso unergründlich wie offensichtlich. Die Auseinandersetzung mit ihr erfordert Wagemut und die Bereitschaft, viele Facetten eines umfassenden Ganzen zu betrachten. Nur die wenigsten von denen, die gesund wurden, folgten stets eingefahrenen Wegen. Und auch eine neue Medizin muss neue Wege gehen: Sie muss die künstlich errichteten Barrieren überwinden, die zuweilen Arzt und Patient, Tatsache und Gefühl, Chirurgie und Synergie, Chemotherapie und Caritas voneinander trennen.

Je mehr wissenschaftliche Aufmerksamkeit ungewöhnlichen Genesungen zuteilwird, desto besser verstehen wir, wie die Selbstheilungskräfte des Menschen stimuliert und das geeignete Umfeld zu ihrer vollen Entfaltung geschaffen werden können. Neue Erkenntnisse auf diesem Gebiet wirken sich nicht nur auf unser Verständnis von Krankheit und Gesundheit, sondern auch auf die Suche nach neuen Therapien aus. Eine Kombination aus Geist, Genetik, Psychoneuroimmunologie und Geist-Körper-Forschung sind nicht nur die Teile eines Puzzles, das sich zu einem neuen Gesamtbild zusammenfügt, sie führen vielleicht auch zu neuen Heilverfahren einer ganzheitlichen Medizin."[124]

Das Wort ganzheitlich stammt vom griechischen Wort *holo* ab, das nicht nur ganz, sondern auch unversehrt bedeuten kann. Außerdem leitet sich auch das englische Wort *holy* von dieser Wurzel ab, woraus deutlich wird, das eine *ganzheitliche* Weltsicht dazu führt, wieder das Heilige in den Mittelpunkt zu rücken, welches allein zu einem ganzen, unversehrten Menschen zu führen vermag.

5) Freiheit und Heilung

Es mag vielleicht nicht sofort einleuchten, warum Freiheit etwas mit Gesundheit zu tun hat, aber wenn man das Ganze ins Negative verkehrt, wird es sofort nachvollziehbar: „Unfreiheit macht krank!" Wer sich über lange Zeit einer Fremdbestimmung ausgesetzt sieht, in der ihm vonseiten der Familie, der Gesellschaft, einer religiösen Gemeinschaft oder einer politischen Gruppierung ein Verhalten aufgezwungen wird, das ihm zutiefst zuwider ist – wird schon bald ein Krankheitsbild entwickeln.

Jeder Mensch kommt mit einer bestimmten, einzigartigen Aufgabe in die Inkarnation – seinem Lebensplan. Diesen Lebensplan kann er nur auf seine ganz persönliche Weise verwirklichen, auf seinem ganz individuellen, nicht kopierbaren Weg. Dies ist sein Geistiger Pfad. Der eigene PFAD ist das göttliche Geschenk an jedes Individuum. Es ist sein unverwechselbares Leben, in dem er eine göttliche Idee, die Idee seines Lebens, zu verwirklichen beginnt. Wer diesem PFAD folgt, wird wahrhaft gesund werden. Wer von ihm abweicht, läuft Gefahr, an seiner Seele zu erkranken – und damit in letzter Konsequenz auch an seiner körperlichen Hülle.

Allerdings sollte man nicht unbeachtet lassen, welche Risiken damit verbunden sein können, den eigenen Weg zu beschreiten. Dieser Entschluss erfordert immer großen Mut und bedeutet nicht selten eine einschneidende Veränderung, bedingt durch die Konfrontation mit Glaubensüberzeugungen, mit Verbänden, Parteien oder Familienmitgliedern, zumeist der vorherigen Generation. Der amerikanische Arzt George Hogben beschreibt diese Veränderung prägnant in zwei Sätzen: „Menschen, die den geistigen Pfad beschreiten, stehen großen Risiken in Leben und Arbeit gegenüber. Die wachsende Bewusstseinserweiterung und zunehmende Gottesnähe regen dazu an, in einer Art und Weise zu handeln, wie es ihrem alten Bewusstseinszustand fremd gewesen wäre."[125]

Sprichwörtlich wird dieser Zustand gerne als ein „Schwimmen gegen den Strom" bezeichnet, wobei man an dieser Stelle scherzhaft hinzufügen könnte: „Nur tote Fische schwimmen mit dem Strom." Wer seinen eigenen Weg gehen möchte, muss zudem mit dem Widerstand der meisten anderen rechnen; denn wer mutig den PFAD betritt, konfrontiert mit seinem Tun alle, die weiterhin im Strom mitschwimmen möchten. Einstein und Jung haben dies in den vorstehend zitierten Briefen deutlich zum Ausdruck gebracht. Daher zieht die übergroße Mehrheit es vor, in alten Mustern und Vorgaben zu verharren, die Wunden zu lecken, welche ihnen die Gesellschaft oder die eigene Familie geschlagen hat – und alle Veränderungen zu vermeiden. Es ist eine wenig hilfreiche Form von Selbstschutz, da sie mittelfristig zu irgendeiner Erkrankung führen wird, denn es gibt keine Alternative zum eigenen Lebensweg. Im Ernstfall wird sich die alte Weisheit offenbaren: Leid leitet! Es leitet zurück zum PFAD; nicht weil es irgendeiner höheren Instanz gefällt, den Menschen zu „strafen" oder ihn „büßen" zu lassen, sondern weil er sich ohne das leitende Leid noch mehr verirren würde.

Die Heilerin Caroline Myss hat dieses komplexe Problem sehr beeindruckend geschildert: „Wenn sich Menschen im Laufe der Jahre an diese Art von Macht und Selbstschutz gewöhnt haben, finden sie es immer schwieriger, sich zu ändern. Je älter wir werden, umso schwerer fällt es uns, uns aus unseren Wunden heraus- und in eine andere Lebensanschauung hineinzubewegen. Tatsache ist jedoch, dass die ständige Betonung unserer Wunden unserer Psyche genauso schaden kann wie die ursprünglichen Verletzungen. Das Verweilen bei einer Wunde ist genaugenommen eine Art Selbstverstümmelung, eine Selbstgeißelung, bei der unser Bewusstsein stets auf Schwäche und niemals auf Genesung konzentriert ist. Darüber hinaus kann eine Psyche, die an ihre emotionale und psychologische Verwundbarkeit glaubt, nur einen physischen Körper hervorbringen, der dies widerspiegelt. Wenn Sie Stärke und Unabhängigkeit fürchten, wird es Ihnen sehr schwerfallen, Ihre Gesundheit zu behalten oder wiederzuerlangen."[126]

Der letzte Satz dieses Zitates bringt das Problem auf den Punkt: Es geht um die Frage der Selbstfindung und um den Mut, der- oder diejenige zu sein, als die man sich gefunden hat. Es geht also um einen Doppelschritt: Erstens sich selbst zu finden, was viel Achtsamkeit und Introspektion erfordert; und zweitens mutig alle Veränderungen einzuleiten, wenn man den ersten Schritt vollzogen hat. Freiheit und Heilung gehören nicht nur sehr eng zusammen, sie sind auf einer gewissen inneren Ebene eins!

Freiheit meint in unserem Zusammenhang auch die Freiheit im Denken, vor allem im Hinblick auf sogenannte „Ergebnisse wissenschaftlicher Forschungen". Der Arzt Klaus-Dieter Platsch geht in seinem Buch „Das Heilende Feld" den vielen Skandalen nach, bei denen bis dahin hochangesehene Wissenschaftler als Schwindler entlarvt wurden. „2005 wurde in einer US-Studie belegt, dass jeder dritte Forscher mit seinen Daten unredlich umgeht, und weitere Studien brachten zutage, dass ein großer Teil der Studien, die von Unternehmen, Lobbys und anderen Interessengruppen in Auftrag gegeben wurden, nicht veröffentlicht werden, weil die Ergebnisse den Interessen und Absichten der

Auftraggeber nicht entsprechen."[127] Machen Sie sich frei vom Glauben an Autoritäten, die ihre Autorität nur durch ihre Funktion legitimieren. Hinterfragen Sie, und bilden Sie sich eine eigene Meinung – das kann Ihr Leben retten!

6) Das Heil und das Heilige

Da wir im letzten Kapitel Heilungen anführen werden, die zum einen ans Wunderbare grenzen und zum anderen mit „Heiligen" in Verbindung stehen, ist es vielleicht statthaft, an dieser Stelle, im Zusammenhang mit der Frage nach dem Bewusstsein, zumindest aus den Augenwinkeln einen Blick auf die metaphysische Dimension des Heilens zu werfen. Herbert Fritsche widmet dieser Frage an einer Stelle seiner Hahnemann-Biographie einen Absatz, ohne allerdings eine Lösung ins Auge zu fassen. „Drei Wege sieht Hahnemann, Arzneien anzuwenden. Der erste Weg bestünde wohl darin, die Grundursachen des Erkrankens überhaupt zu entfernen. Er dürfte nur für den gangbar sein, der den Stein des Weisen besitzt. Was uns als Ursache erscheint, stellt sich tieferem Forschen als verursacht durch abermals Unbekanntes dar. Ein Herumrätseln an der letzten Ursächlichkeit führt ins Unfruchtbare oder ins Übersinnliche. So erblickt wenige Jahrzehnte später der Münchner Universitätsprofessor Ringseis in der Erbsünde den letzten ursächlichen Faktor des Krankheitsgeschehens und empfiehlt die Sakramente als Universalheilmittel – notabene mit so viel Spürsinn für das intim Sakramentale homöopathischer Esoterik, dass er Hahnemanns Arzneikunst überaus freundlich gesonnen ist. Hahnemann aber ist nicht Priester, sondern Arzt, sucht nicht die Panazee, sondern die Arznei für den konkreten Fall, also lehnt er das Suchen nach der letzten Ursache als ein zu hoch gestecktes Ziel ab. „Ich lasse diese königliche Straße diesmal zur Seite liegen…""[128] Wenn Hahnemann die „metaphysische Dimension" des Heilens als „königliche Straße" bezeichnet, dann sollte diese Aussage einer Beschäftigung wert sein. Natürlich ist der Begriff der „Erbsünde" dogmatisch besetzt; und natürlich kann eine Sünde nicht vererbt werden. Aber dennoch: Steckt hinter dem Gedanke der „Sünde", der ja in Wahrheit, schon von der Etymologie her, auf ein „Absondern" zielt, nicht eine tiefe Weisheit? Wenn Krankheit, von der „letzten Ursächlichkeit" her gedacht, ein „Fallen aus der (kosmischen) Ordnung" darstellt, ein Sich-Absondern aus dem Göttlichen Lebensplan, dann wäre, in letzter Konsequenz gedacht, die Rückbindung (re-ligio) an den Göttlichen Urquell die finale Heilung.

Bemerkenswerterweise spielt dieser Gedanken in der Kabbala eine zentrale Rolle. Unter dem Begriff des „Tikkun" wird die universelle Heilung alles Gefallenen verstanden.[129] Die großen Kabbalisten dachten in weitaus größeren Dimensionen als nahezu alle ihre Zeitgenossen. Es ist das Verdienst Martin Bubers, die Tiefe ihrer Gedanken wieder ins Bewusstsein einer größeren Öffentlichkeit gerückt zu haben. Wenn es zutrifft, was der große Baalschem lehrte[130], dass wir auch den Tisch, an dem wir sitzen, und das Besteck, mit dem wir essen, „erlösen" müssen, dann gewinnt das ganze Leben wieder jene Heiligkeit zurück, die ihm verloren gegangen ist. Und mit der Rückgewinnung dieser Heiligkeit dürfte auch eine ganzheitliche Heilung Einkehr halten – im Mikro- und im Makrokosmos.

7) Wie Heilung ohne Heiler geschieht

„Deine Aufmerksamkeit – buchstäblich alles, worauf du achtest – ist das Instrument, mit dem du deine Welt erschaffst. Worauf du deine Aufmerksamkeit richtest, dahin trägt dich die Energie des Lebens. Wenn du zum Beispiel nur darauf achtest, was in deinem Leben nicht gut läuft, dann rufst du damit mehr vom selben herbei. Umgekehrt gilt auch: Darauf zu achten, was gut läuft, was dir Freude macht, wird dir reichen Lohn eintragen."[131]

– Brooke Medicine Eagle –

Um das Phänomen der Spontanheilungen zu verstehen, gilt es zuerst, die Rolle des Bewusstseins zu verstehen. Während die orthodoxe Medizin mit ihrer Vorstellung vom „Apparat Mensch" arbeitet, gehen alle Heilungsbemühungen vom BEWUSSTSEIN aus. Der entscheidende Impuls zur Heilung erfolgt aus einer nichtmateriellen Dimension. Letztlich hebt sich allerdings sogar diese Unterscheidung auf, wenn wir von einem grundlegenden FELD ausgehen, auf dem oder in dem sich alle Lebensvorgänge abspielen.

Man möchte glauben, dass sich inzwischen dieses Verständnis von Heilung im weiteren Sinne auch im medizinischen Betrieb Bahn gebrochen habe, doch wenn man die Ausführungen von Larry Dossey dazu liest, weicht die Hoffnung der Ernüchterung. „Als ich vor nahezu dreißig Jahren begann, die Welt der alternativen Medizin zu erkunden, entdeckte ich, dass ich meinen Wortschatz beträchtlich erweitern musste, wenn ich mit Therapeuten kommunizieren wollte. So verwendeten sie zum Beispiel häufig das Wort *Heiler*, das im Wörterbuch einer medizinischen Hochschule nicht zu finden war. Tatsächlich vermag ich mich nicht daran zu erinnern, dass der Begriff im Laufe meiner Ausbildung zum Arzt überhaupt jemals gebraucht worden ist. Ich verband keine Assoziationen oder Empfindungen mit diesem Ausdruck und hielt ihn für wunderlich. Hätte jemand meine ärztlichen Kollegen und mich Heiler genannt, so hätten wir nicht gewusst, ob wir dies als Lob oder Tadel verstehen sollten.

Mir fiel auch auf, dass alternative Therapien das Wort *Heilung* anders gebrauchten als wir aus der medizinischen Schule. Wir hatten gelernt, dass Heilung etwas war, das bei Wunden oder Schnittverletzungen automatisch eintrat, während meine Freunde der alternativen Therapien glaubten, dass Heilung etwas mit Bewusstsein zu tun hatte. Darüber hinaus unterschieden sie noch zwischen verschiedenen Arten der „Heilung" und verstiegen sich gar zu der geheimnisvollen Behauptung, dass „eine Heilung" selbst im Falle des Todes eintreten könne.

Seit jener Begegnung mit diesen Ideen hat sich nicht viel verändert. Der Begriff Heiler kommt in der medizinischen Ausbildung praktisch überhaupt nicht vor. Dies gilt auch für die Krankenpflege und die zahnärztliche Ausbildung, sogar für die Schulen für alternative Therapien. *Heilung* wird weiterhin in einem engen physiologischen Sinne gebraucht."[132] Solange diese Position weiterhin Bestand hat, kann ein Vertreter dieser Auffassung alles, was in diesem Buch geschildert wird, nur für fabelhaften Unsinn halten. Keine der aufgeführten oder noch aufzuführenden Heilungen sind „medizinisch" möglich; und Geist (oder Bewusstsein) ist nur ein Produkt des Gehirns.

Die radikale Gegenposition vertritt eine der bekanntesten Heilerinnen der Schweiz – Renée Bonanomi.[133] Sie sieht den Schlüssel zur Heilung im Inneren des Patienten. „Erst durch das Erkennen des „Ich bin" oder durch die Einsicht des „Ich erzeuge das Ungleichgewicht" kann man eine Lösung finden und sich für eine wirkliche Heilung öffnen."[134] Daher steht auch für sie der SINN und die Verbundenheit allen Lebens im Vordergrund. „Wenn man eine Krankheit individuell betrachtet, muss man zugleich auch den kosmischen Hintergrund mit einbeziehen. Es ist nicht möglich, das Kleine vom Großen, den Mikrokosmos vom Makrokosmos zu trennen. Das Leben würde uns nie mit etwas in Kontakt bringen, das falsch oder schädlich für uns wäre. Das ist ein Gesetz von entscheidender Bedeutung – und der Mensch muss es endlich erkennen!

Alles, was geschieht, ob wir es gut oder schlecht nennen, ist ein unverzichtbarer Teil der WIRKLICHKEIT."[135]

Wenn aus einer so tiefen Sicht „innen" und „außen" nur als Spiegelbilder betrachtet werden, dann ergibt sich daraus natürlich ein völlig anderer Blick auf Krankheit und Heilung, als er von jener Medizin praktiziert wird, die Larry Dossey als Gegenstück zur „Heilung" im umfassenderen Sinne geschildert hat. „Zuerst geschieht etwas im Äußeren, damit der Mensch lernen kann. Natürlich kann man auch schon vorher zu einer Erkenntnis gelangen und vorsichtiger, achtsamer mit einer bestimmten Situation umgehen. Aber wenn irgendetwas geschieht, dann hat dies immer mit dem Betroffenen zu tun. Jedem Betroffenen bietet sich so immer die Chance zu erkennen, dass hinter allem, was ihm widerfährt, ein tiefer Sinn verborgen ist, der durch eine geheimnisvolle Sprache zu uns spricht.

Die Schöpfung enthält keinen Fehler, auch das Nicht-Wissen ist kein Fehler in dem Sinne, wie das Wort allgemein verstanden wird. Es wirkt immer die Fülle der Schöpfung. Es ist alles gewollt. Alles Geschehen ist aus dem Wissen geboren, weil es leben, weil es neu gestalten möchte.

Das ist allerdings eine „absolute" Sicht. Der Mensch sieht nur schwerlich das Ganze, da seine Wahrnehmung begrenzt ist. Es könnte jedoch eine Inspiration für ihn sein, innerlich anzunehmen, dass alles LEBEN eins und alles Leben VOLLKOMMEN ist!"[136]

In der Tat dürfte Renée Bonanomi recht haben, wenn sie hier von der „absoluten Sicht" spricht. Der „normale" Patient wird zuerst einmal aus einer begrenzten Perspektive auf seine Erkrankung schauen. Erst wenn ihn ein Therapeut, im altehrwürdigen Sinne des Wortes, auf die Tatsache hinweist, dass eine Krankheit immer eine Botschaft enthält, wird er vielleicht bereit sein, eine weitere Dimension mit einzubeziehen. „Je bewusster ein Mensch wird, umso mehr gibt er sich Raum und beobachtet, was ihm ein Geschehnis zu sagen hat. Es ist ein entscheidender Unterschied, ob man wirklich im gegenwärtigen Moment lebt, oder ob man aus der Erinnerung heraus handelt, aus einem Mechanismus der Vergangenheit. Es geht ausschließlich um Bewusstsein."[137]

Der Schlusssatz ist die entscheidende Aussage. Alle Behandlungsformen zielen in letzter Konsequenz auf eines ab: Die Bewusstwerdung. Daher gilt auch auf der gröbsten Ebene das Gesetz, wonach Gleiches Gleiches anzieht. Jeder Schritt dient dem Erwachen. „Jede Behandlungsweise hat ihren Sinn. Dennoch ist es natürlich hilfreich zu wissen, dass der Geist den Körper lenkt. In der Praxis zeigt es sich zum Beispiel so, dass man genau zu dem Arzt hingezogen wird, der dem eigenen Bewusstseinsniveau entspricht. Es ist alles weise geregelt. Man kann keinen falschen Arzt auswählen! Das Ganze entspricht immer dem eigenen System – dem eigenen Stand des Bewusstseins. Das Bewusstsein lenkt alles – bis in die dichteste Ebene hinein."[138] Man möge sich vor Augen führen, was es für die unzähligen Klagen wegen Behandlungsfehlern der Ärzte für eine Konsequenz hätte, würde man dieser Auffassung zustimmen. So radikal Renée Bonanomi klingen mag, es ist letztlich eine urchristliche Position. Nicht das Haar vom Kopf eines Sperlings fällt ohne Gottes Willen zu Boden! Allerdings hält die moderne Technologie-Gesellschaft Aussagen wie diese für fromme Märchen, die man kleinen Kindern erzählt.

Bemerkenswerterweise hat Renée Bonanomi, als Heilerin, Hilfesuchenden immer wieder gesagt, es sei keinesfalls immer die richtige und weise Entscheidung, zu einem Geistheiler zu gehen. Da alles vom Bewusstsein abhängt, kann auch der orthodoxeste Schulmediziner in einer bestimmten Situation genau der richtige „Therapeut" sein. „Wenn eine Krankheit schon ausbricht, hat es auch seinen Sinn, sich zum Beispiel von einem Schulmediziner behandeln zu lassen. Es ist momentan so eine Mode, sich selbst heilen zu wollen, alles aus eigener Kraft zu schaffen. Aber wenn das entsprechende Bewusstsein nicht vorhanden ist, dann ist auch die Selbstheilungskraft begrenzt! Man kommt immer in die Situationen, in denen man wachsen kann, etwas lernen darf. Eine Krankheit ist ein gutes Beispiel dafür. Sie ermöglicht zu lernen, wie man *sein* könnte. Man fragt sich natürlich: „Was kann ich tun?" Aber es geht nicht darum, „etwas zu tun", es geht darum – „zu sein".[139]

Eine Spontanheilung kann sich ereignen, wenn das Bewusstsein vorhanden ist. Ist jedoch die Selbstheilungskraft begrenzt – wie wohl bei den meisten Menschen – dann bietet es sich an, Hilfe zu suchen. Die Erkenntnis der eigenen Begrenztheit setzt ein weiteres Moment frei, das für die Heilung unerlässlich ist – die Demut. Der

Erkrankte erkennt, dass er die Hilfe anderer benötigt. Oft trägt schon allein dieser Prozess etwas Heilsames in sich. Die Zuwendung zu einer Quelle, aus der ein LICHT der Heilung fließt, ist oft der erste Schritt, um aus der „Absonderung" frei zu werden und sich wieder mit jener großen QUELLE zu verbinden, aus der wir alle einst entsprungen sind.

VI

Der Tod – der größte Heiler

„Kriton, wir schulden dem Asklepios einen Hahn.
Opfert ihn und versäumt es nicht."

– Sokrates –

Dieses waren die letzten Worte des größten Weisen der Antike. Er bat seinen Schüler darum, dem Gott der Heilkunst ein Opfer zu bringen. Warum? Es sollte seinen Dank zum Ausdruck bringen, von der „Krankheit des Körpers" befreit zu sein. Für viele der großen griechischen Denker war der Körper das „Grab der Seele". Vom Körper gelöst zu sein, kam also einer Auferstehung gleich. Es war die Heilung von der letzten, ultimativen Krankheit.

Für Sokrates besaß der Tod keinen Schrecken. Er wusste um die Unsterblichkeit seines wahren Wesens und sah dem Unrechtsurteil Athens gefasst entgegen. Während seine Freunde und Schüler ihn zur Flucht überreden wollten, trank er mit vollkommener innerer Ruhe den Schierlingsbecher. Platon schildert in seinem meisterhaften Dialog „Phaidon" den Tod des Sokrates und hinterlässt damit der Nachwelt eines der bewegendsten Dokumente für die Überzeugung, das Leben gehe jenseits der Todespforte weiter.

Heute, fast zweieinhalb Jahrtausende nach dem Tod des Sokrates, ist die Gewissheit von der Existenz einer jenseitigen Welt in weiten Kreisen der Gesellschaft verankert. Dazu haben vor allem die beeindruckenden „Nahtod-Erlebnisse" von zahllosen Menschen in aller Welt beigetragen, aber auch die Einsichten vieler Mystiker und Geistesforscher, die alle ein weitgehend einheitliches Bild zeichnen. Auch wenn dieses Buch der „Heilung" gewidmet ist, erscheint es angemessen, zumindest ansatzweise darauf einzugehen, was geschieht, wenn eine Heilung nicht eintreten darf.

Die spirituelle Literatur der letzten einhundertfünfzig Jahre beschreibt den Übergang in eine geistige Welt in etwa folgendermaßen: Beim Tod verlässt der wahrhafte (spirituelle) Mensch seinen physischen Leib. Äther- und Astralkörper ziehen sich mit den höheren Aspekten des Individuums endgültig aus dem Körper zurück, die „Silberschnur" reißt, der Mensch ist 'gestorben'. Mit „Silberschnur" wird dabei jenes feine Band bezeichnet, das Sorge dafür trägt, den Menschen am Morgen, nachdem er nachts ebenfalls vorübergehend seine Körperhülle verlassen hat, wieder sicher zu seinem Körper zurückzubringen.

Während des Sterbevorganges (und unmittelbar danach) sieht der sich langsam von der Erde Lösende noch einmal sein ganzes Leben Revue passieren, durch die Zeit rückwärts schreitend bis zur Geburt. Dabei erschaut er sich selbst in der Rolle seines Gegenübers und wird so selbst zu seinem unbestechlichen Richter. Der entscheidende Wert des Rückschauphänomens liegt dabei nicht in einem Anflug von nachtodlicher Besinnlichkeit, sondern in der mit ihm verbundenen, lebendig wahrgenommenen Selbst-Gerichtsbarkeit. „Ein Mensch, der z.B. im sechzigsten Jahre gestorben ist und der aus einer zornigen Aufwallung heraus in seinem vierzigsten Jahr jemandem körperlichen oder seelischen Schmerz zugefügt hat, wird dieses Ereignis noch einmal erleben, wenn er bei seiner rückgängigen Daseinswanderung nach dem Tod an der Stelle seines vierzigsten Jahres angelangt ist. Nur erlebt er da nicht die Befriedigung, die ihm im Leben geworden ist durch den Angriff auf den anderen, sondern dafür den Schmerz, der durch ihn diesem anderen zugefügt worden ist."[140] Diese Erfahrung einer Art „holistischer Rückschau" schildern auch Menschen mit Nahtod-Erfahrungen. Dieses Erleben ist so tiefgreifend, dass die Betroffenen übereinstimmend berichten, danach andere Menschen geworden zu sein. Hier erfolgte die „Heilung des Charakters" bereits zu Lebzeiten – nicht erst bei der Rückschau in jenseitigen Reichen.

Die erste Heimat für den Astralkörper bildet das Astralreich, wobei er zu einem Aufenthaltsort gezogen wird, der seiner inneren (seelischen) Struktur entspricht. Über ein Zwischenreich, auch als Läuterungssphäre bezeichnet, führt der Weg in eine Welt, die aus den eigenen Vorstellungen und Gedankenbildern geformt ist. Letztlich endet der Aufstieg in einer „Kausalwelt" genannten Ebene, in welcher der Heimgekehrte in einer Art Einheitsbewusstsein lebt, in dem er die Verbundenheit allen Lebens erfährt. Es ist eine Welt vollendeter Schönheit und Liebe, in der jede Seele in Berührung mit ihrem göttlichen Wesenskern kommt.

In den höheren jenseitigen Sphären treffen die ´Verstorbenen` jene wieder, mit denen sie auf Erden liebevoll verbunden waren. Wirkliche LIEBE wird niemals getrennt! Daher ist es, so wird geschildert, für jene, die schon vorausgegangen sind, eine sehr schmerzhafte Erfahrung, ihre auf Erden zurückgebliebenen Lieben in tiefer Trauer zu sehen. Die irdische Trauer wird in der jenseitigen Welt zum Schmerz. „Gute Gedanken sind wie Balsam für den Toten. Nicht egoistische Liebe soll man ihnen senden, nicht trauern, dass man die Toten selbst nicht mehr hat; das stört den Toten und ist für ihn wie Bleigewicht."[141] Es wäre daher wichtig für die Lebenden, wenigstens eine Grundkenntnis vom Leben derer zu haben, die sie als 'Verstorbene' ansehen. Es gibt in Wahrheit keinen Tod! Diese Überzeugung sollte auch eine gewisse Gelassenheit oder innere Ruhe in der Auseinandersetzung mit dem eigenen Sterben schenken. Es ist weder sinnvoll noch geistig gewünscht, eine Seele, die zum Gehen bereit ist, durch alle Arten technischer Manipulation noch für Tage oder Wochen in einer irdischen Hülle festzuhalten, die sie eigentlich schon längst abgelegt hat.

Es ist ein verhängnisvoller Irrtum der modernen Apparatemedizin, sich in dem Glauben zu wiegen, sie sei in gewisser Weise Herrscher über Leben und Tod. Die Seele tritt nach einer höheren Weisheit in die Inkarnation, und sie zieht sich nach einer höheren Weisheit wieder aus ihr zurück. Während man gerne vom „Wunder der Geburt" spricht, fällt es vielen weitaus schwerer, vom „Ehrfurcht gebietenden Moment des Todes" zu reden. Die alten Weisheitstraditionen sprechen in diesem Zusammenhang vom „Engel der Geburt" und vom „Engel des Todes". Es wäre heilsam für jede Gesellschaft, wenn dieses Wissen wieder mitten im Leben verankert wäre.

„Die Medizin nährt in der Praxis die Illusion der Kontrolle über Leben und Tod. Sie bietet so einen Weg, mit den Lebens- und Todesängsten umzugehen. Aber jedesmal, wenn sich der Zustand eines Patienten nicht bessert, und erst recht, wenn er stirbt, werden Ärzte mit dem Scheitern ihrer vermeintlichen Kontrolle konfrontiert. Deshalb stellt die Vorhersage des negativen Ausgangs vielleicht auch einen psychologischen Selbstschutz dar: Wird der

Patient gesund, kann der Arzt angenehm überrascht sein und sich die Genesung zugutehalten; verschlechtert sich sein Zustand oder er stirbt sogar, so hat der Arzt ja genau das vorhergesehen und damit, vermeintlich, immer noch die Kontrolle."[142] Diese Medizin sieht ihre Tätigkeit noch immer als „Kampf gegen den Tod" – und daher kann es auch ein Scheitern geben. Der Tod gehört jedoch zum Leben dazu. Es mag sein, dass eine Inkarnation beendet ist, auch wenn das für die Betroffenen schmerzhaft und nicht ohne Weiteres nachvollziehbar ist. Die Gewissheit eines Weiterlebens mag da nur ein geringer Trost sein, aber vielleicht ist in diesem Geschehen auch eine Botschaft verborgen. Die Botschaft könnte DEMUT lauten.

Leben und Sterben liegen in letzter Konsequenz nicht in menschlicher Hand. Die wenigen Eingriffe, die dem Menschen bei Geburts- und Sterbehilfe zur Verfügung stehen, werden mit Sicherheit von einer höheren Weisheit „aufgehoben", die noch immer zutreffend mit dem alten Spruch charakterisiert werden könnte: „Der Mensch denkt, aber Gott lenkt!"

So wie Geburt und Tod in höheren Händen liegen, so waltet auch in der Heilung eine göttliche KRAFT, die jenseits unseres Verständnisses liegt. Wenn daher im folgenden Kapitel ans Wunderbare grenzende Fälle von Spontanheilungen aufgeführt werden, dann sollten wir immer im Auge behalten, dass alle Erklärungsversuche, die in den vorstehenden Kapiteln unternommen wurden, Stückwerk bleiben müssen angesichts des unergründlichen Mysteriums des Lebens.

VII

Spontanheilungen – Die außergewöhnlichsten Fälle

„Die Natur hat noch weitaus mehr Geheimnisse zu offenbaren, als bis jetzt enthüllt sind. Das Letzte, was ein Wissenschaftler sagen wird – wenn er denn ein echter Wissenschaftler ist – lautet: „Das ist unmöglich.""

– Henri Bergson –

Wenn man sich die vorangegangenen Kapitel noch einmal ins Gedächtnis ruft, dann fällt es wahrscheinlich schwerer, leichthin den Begriff „Wunder" oder auch „Wunderheilung" zu verwenden. Manches Außergewöhnliche wird nachvollziehbar, wenn man die dafür heranzuziehenden Erklärungsmodelle um einige Dimensionen erweitert. Wer natürlich bereits mit der Existenz des Geistes Schwierigkeiten hat und ganz im materialistischen Paradigma verhaftet ist, wird alle nachstehend geschilderten Fälle von „Spontanheilungen" ins Reich des Wunderbaren versetzen. Das spricht, wie Lawrence LeShan in seiner Auseinandersetzung mit David Hume belegt, weniger gegen das Wunderbare, als vielmehr gegen seine Definition.

„David Hume, der schottische Philosoph des 18. Jahrhunderts, irrte bei seinem berühmten Argument gegen den Wunderglauben.

Da ein PSI-Ereignis ein Verstoß gegen die Gesetze der Realität und daher höchst unwahrscheinlich sei, so Hume, sei es wesentlich wahrscheinlicher, dass der Berichtende sich irre oder lüge, als dass das Ereignis tatsächlich geschehen sei. Was, fragte Hume, ist wahrscheinlicher, dass das Wunder geschehen ist oder der Bericht darüber falsch ist? Humes Irrtum lag darin, dass er seine Interpretation dessen, wie die Welt funktioniert, als Tatsache definierte, wohingegen sie in Wirklichkeit eine Theorie war. Als Tatsache war es rundweg unmöglich, dass ihr durch eine andere Tatsache (nämlich das Wunder) widersprochen würde. Daher musste also das paranormale Ereignis logischerweise nie geschehen sein und diejenigen, die davon berichteten, sich entweder täuschen oder lügen. Die logische Gedankenkette ist unanfechtbar, solange man die Definition nicht hinterfragt. Wird die Definition jedoch überprüft, so wird deutlich, dass sie eine Theorie ist und keine Tatsache und daher, sobald ihr eine Tatsache entgegensteht, als unzutreffend oder unvollständig aufgegeben werden muss."[143] Wenn man das Wort Wunder durch das Wort Spontanheilung ersetzt, dann hat man mit diesem Beispiel exakt die heutige Situation und nicht jene im 18. Jahrhundert. Es kann keine „Wunderheilungen" geben, weil es keine Wunder gibt! Interessanterweise glauben, nach einer großen Studie in den USA aus dem Jahr 2004, 74% der Befragten, dass früher Wunder geschehen seien; und 73% glauben, dass sie auch heute noch geschehen.

Wie schon gesagt, muss der Begriff „Wunder" auch in unserem Zusammenhang achtsam gebraucht werden. Manche „Wunderheilung" erklärt sich anhand der in den vorstehenden Kapiteln dargelegten Gesetzmäßigkeiten; die aber wiederum Kritiker bereits als „Wunder" bezeichnen würden. So zeigt sich, wie relativ die Verwendung von Worten doch sein kann.

Um aber zwischen dem medizinisch und geisteswissenschaftlich Erklärbaren und dem auch heute noch „ans Wunderbare Grenzenden" zu unterscheiden, werden die folgenden Fallbeispiele in drei Kategorien unterteilt: „Spontanremission" bezeichnet dabei weitgehend Fallbeispiele, in denen medizinisch behandelte Personen plötzlich und unerklärlich wieder gesundeten. Unter dem Oberbegriff „Geistheilung" werden jene Fälle zusammengefasst, an denen ein Heiler mitwirkte oder die im Umfeld des geistigen Heilens verortet werden können. Unter die Kategorie „Glaubensheilung" fallen alle jene Heilungsgeschehen, die in irgendeiner Weise einen religiösen Kontext aufweisen.

Alle Beispiele sind erfreulicherweise „unwissenschaftlich", weil sie sich keinesfalls unter „wiederholbare Experimente" einordnen lassen. Sie entziehen sich nicht nur der Wiederholbarkeit, sondern jeglicher Labor-Komponente. Heilung geschieht im Seeleninnenraum. Sie ist persönlich, individuell und unwiederholbar – so unwiederholbar und einzigartig wie die menschliche Person. Weil dies so ist, kann sie nicht nachgeahmt und – noch wichtiger – nicht kommerzialisiert werden. Und das – ist vielleicht das größte Wunder!

1) Spontanremission

Die Wissenschaftsjournalistin Inka Kübel hat nicht nur eine populäre Filmdokumentation über außergewöhnliche Heilungen gedreht („Wunder sind möglich"), sondern auch ein gut recherchiertes Buch zum Thema veröffentlicht. Darin schildert sie den Fall des Günter K., der Lungen- und Leberkrebs im Endstadium hatte.

Plötzlich hat es knack gemacht

„Als Herr K. mit der erschütternden Prognose konfrontiert wird, hat er nur noch Kraft für eine Reaktion: „Ich habe mich hingesetzt und mein Testament gemacht", sagt er in der Fernsehdokumentation. Doch kaum hat er seinen letzten Willen zu Papier gebracht, spürt er eine ruckartige Veränderung. „Dann hat es knack gemacht, und ich habe mich irgendwie erleichtert gefühlt." Es geschieht das Unglaubliche: Dem todgeweihten Herrn K. geht es langsam, aber Tag für Tag ein klein wenig besser. Er kann nach und nach wieder mehr essen, seine Schwäche, seine Schmerzen nehmen ab – und er nimmt an Gewicht zu.

Eineinhalb Jahre später erscheint Günter K. wieder in der Klinik. Er ist gesund. Wo noch vor wenigen Monaten tödliche Tumoren wucherten, zeigt der Computertomograph gesunde Zellen. Der Körper ist frei von jeglichen Geschwulsten. Sowohl die Lungenmetastasen als auch die Lebermetastasen und der Bauchtumor hatten sich ohne ärztliche Hilfe zurückgebildet – ein klassischer Fall von Spontanremission."[144]

Der amerikanische Krebsforscher Stephen A. Rosenberg schildert einen ähnlichen Fall, den er als Assistenzarzt in einem Krankenhaus in Boston erlebte.

Noch wenige Monate zu leben

„Ich hatte einen 63-jährigen Patienten mit den für eine Gallensteinkolik ganz charakteristischen Bauchschmerzen aufzunehmen. Wir mussten ihm die Gallensteine entfernen – eigentlich ein Routineeingriff, wäre da nicht seine außergewöhnliche Vorgeschichte gewesen. Vor zwölf Jahren hatte man ihm im selben Krankenhaus einen Tumor aus dem Magen entfernt, um wenigstens die Beschwerden zu lindern; aber wie so oft hatte er bereits mit Tochtergeschwülsten auf die Leber übergegriffen. Hier war nichts mehr zu machen. Der Patient wurde ohne weitere Nachbehandlung nach Hause geschickt, seine Ärzte gaben ihm nur noch wenige Monate zu leben. Drei Monate später zeigte sich eine erstaunliche Besserung. Und in den folgenden Monaten ging es immer weiter aufwärts mit ihm, und schließlich hörten die Ärzte nichts mehr von ihm – bis zur Gallenblasenoperation. Von Krebs fanden wir keine Spur mehr, er hatte sich völlig rückgebildet."[145]

In der amerikanischen Fachzeitschrift *Cancer* wurde der Fall des Robert Moore veröffentlicht, der an einem Bronchialkarzinom erkrankt war und als „unheilbar" aus dem Krankenhaus entlassen worden war.

Gehen Sie bald wieder zur Arbeit

„Robert Moore wurde geröntgt, doch der Verdacht des Arztes auf ein Lungenemphysem konnte nicht bestätigt werden. Erst die Gewebsprobe aus einem Lymphknoten führte zu der schrecklichen Gewissheit: Der Patient litt an einem rasch wachsenden undifferenzierten kleinzelligen Bronchialkarzinom, einer fast immer tödlich verlaufenden Krebsart.

Eine Behandlung, so befanden die Ärzte, war sinnlos. „Da vollkommen inoperabel und unheilbar", so der Vermerk zur Entlassung aus dem Krankenhaus, „wäre mit einer Behandlung wie Strahlentherapie oder Stickstoff-Lost nichts gewonnen." Die Ärzte verschwiegen dem Patienten die düstere Prognose und teilten ihm lediglich mit, er habe „einen Tumor, der behandelt werden könne, wenn er Symptome verursache. Wir hielten es für das Beste, wenn er möglichst bald wieder zur Arbeit ginge."

Fünf Jahre später geschah das Unfassbare: Moore, der längst hätte tot sein müssen, betrat das Krankenhaus erneut. Er hatte „akute Beschwerden in der Schulter", welcher Art genau ist dem Krankenbericht nicht zu entnehmen. Eine Röntgenuntersuchung brachte keinerlei Befund. Der Radiologe verglich die neuen Aufnahmen von Moores Brustraum mit den alten. In seinem Bericht kann er sein Erstaunen nicht verbergen. So schreibt er: „Keine Geschwulst vorhanden... absolut nichts erkennbar... War der Knoten tatsächlich bösartig? Schlage Überprüfung durch Pathologen vor."

Die Überprüfung konnte das Rätsel nicht lösen: Die Feinschnitte von Moores alter Gewebsprobe wurden noch einmal untersucht. Die Mitarbeiter der pathologischen Abteilung bestätigten einhellig die alte Diagnose einer unheilbaren Krebserkrankung."[146]

Als Hahnemann in hohem Alter noch in Paris praktizierte, war sein Ruf inzwischen in ganz Europa verbreitet. Eine reiche schottische Dame hatte von dem Fall des zwölfjährigen John B. Young erfahren, der todkrank dahinsiechte und sich in einem lebensbedrohlichen Zustand befand. Sie nahm sich des Jungen an und brachte ihn nach Paris. Hahnemann untersuchte ihn anderthalb Stunden lang und bediente sich dabei des zur damaligen Zeit nahezu unbekannten Abklopfens und Abhorchens. Er war nicht auf der Suche nach einem pathologischen Befund, sondern wollte eine „Symptomengesamtheit" feststellen. Den weiteren Verlauf, vor allem aus der Sicht des Zwölfjährigen, schildert Herbert Fritsche.

Die göttliche Erscheinung

„Nach der Untersuchung erklärte Hahnemann, es sei – wenngleich in letzter Stunde – noch Heilung möglich. Young berichtet nach seiner Genesung von dieser ersten Begegnung mit Hahnemann: „Was nun den Eindruck anbelangt, den Hahnemann auf mich machte, so hatten seine Gesichtszüge etwas Leuchtendes. Er machte mir den Eindruck, ich möchte sagen, eines göttlichen Menschen, denn es war etwas Göttliches in seiner Erscheinung. Er war auch ohne Zweifel ein guter Mensch, denn man versicherte mir, dass er oft zu seinen Patienten sage: Er tue sein Bestes, aber er sei nur das Werkzeug. Gott müsse seinen Segen dazu geben." Nach neun Monaten ist das todkranke Kind genesen."[147]

Das Ungewöhnliche ereignet sich manchmal auch im Gewöhnlichen. Eine spontane Heilung einer schweren Grippe ist vielleicht nicht so spektakulär wie eine Spontanremission einer Krebserkrankung im Endstadium, aber wenn sie ein herausragender Immunologe einer medizinischen Hochschule erlebt, verdient sie der Erwähnung. Es geht um die wundersame Heilung des Myrin Borysenko. Er arbeitete mit dem Harvard-Professor David McClelland zusammen, der unter anderem über den Einfluss des Glaubens bei Heilungen forschte. Im Rahmen seiner Forschungen war McClelland auch auf einen Heiler in der Gegend von Boston aufmerksam geworden.

Der Vorstadt-Schamane

„Eines Morgens, bei der Arbeit im Laboratorium, entwickelte Borysenko Symptome einer Grippe – Fieber, Schmerzen, Husten und verstopfte Nase. Um die Mittagszeit fühlte er sich krank und elend. Außerstande, sich auf seine Tätigkeit zu konzentrieren, beschloss er, nach Hause und ins Bett zu gehen. Auf dem Heimweg dachte er plötzlich an den medialen Heiler, über den er mit McClelland gesprochen hatte. Warum sollte er ihm nicht eine Chance geben? Außerdem, sagte er sich, wird es ja keiner erfahren.

Er fand den Heiler in einem recht heruntergekommenen Teil der Stadt. Als er die wackeligen Stufen hinaufstieg, kamen ihm Zweifel. Was, wenn meine Kollegen mich jetzt sehen könnten?, sorgte er sich. Die Tür zur Wohnung des Heilers war offen, als würde Borysenko schon erwartet. Er trat ein und fand einen enorm korpulenten, ungepflegten Mann, auf einem Sofa ausgestreckt, der eine Seifenoper im Fernsehen verfolgte und Wein aus einer Vier-Liter-Flasche trank. All seinen Mut zusammennehmend, sagte Borysenko: „Ich habe gehört, dass Sie Leute heilen können. Können Sie meine Grippe kurieren?" Ohne den Blick vom Fernseher abzuwenden, griff der Heiler nach einer kleinen Flasche mit violetter Flüssigkeit auf dem Boden. „Gehen Sie ins Bad, lassen Sie die Wanne halb volllaufen, gießen Sie dieses Zeug dazu und setzen Sie sich eine halbe Stunde hinein. Dann sind Sie geheilt."

Borysenko tat, wie ihm geheißen. Als er in der Wanne saß, bis zur Taille in dem tiefvioletten Wasser, wurde ihm schlagartig bewusst, wie überaus absurd es war, was er gerade tat. Er fühlte sich so verrückt, dass er laut zu lachen begann. Als er sah, dass seine halbe Stunde vorüber war, lachte er immer noch. Er kleidete sich an und ging ins Wohnzimmer, wo der Heiler noch immer wie gebannt die Seifenoper betrachtete. „Jetzt sind Sie geheilt", stellte er lapidar fest. Dann wies er zur Tür und bedeutete seinem Besucher, dass er sich entfernen könne.

Auf der Fahrt nach Hause merkte Borysenko allmählich, dass er sich anders fühlte. Er spürte überhaupt keine Symptome mehr. Er fühlte sich wohl – so wohl, dass er beschloss, zurück zur Arbeit zu fahren. Es wurde ein langer Arbeitstag. Als er abends seiner Frau von seinem Abenteuer erzählte, während er sich zum Schlafengehen entkleidete, brach sie plötzlich in Gelächter aus. Ein Blick in den Spiegel verriet ihm, warum: Er war von der Taille abwärts violett."[148]

Die Rolle der Freiheit wurde im Abschnitt 5 des Kapitels V bereits behandelt. Die beiden nachstehenden Fallbeispiele verdeutlichen nun, wie verhängnisvoll sich ein bestimmtes Rollenverhalten auswirken kann, wenn dabei der eigene innere Lebensimpuls radikal unterdrückt wird.

Der brave Sohn und die brave Tochter

Ein begabter junger Maler, nennen wir ihn hier Rolf, bricht sein Kunststudium im sechsten Semester ab, um in den elterlichen Weinbaubetrieb einzusteigen. Sein Vater ist unerwartet mit sechsundfünfzig Jahren gestorben – und er ist der einzige Sohn und Erbe. Das Weingut ist inzwischen in der siebzehnten Generation im Familienbesitz, und der Druck seitens seiner Mutter und der ganzen Familie ist immens. Er will sich weigern, um seiner eigentlichen künstlerischen Neigung nachzugehen, aber er hält dem Druck nicht stand.

Schon kurz nach dem Eintritt in den elterlichen Betrieb treten verstärkt Kopfschmerzattacken auf. Er führt diese auf eine Unverträglichkeit der Arbeit im Keller zurück, wo bei der Weinzubereitung des berühmten Rieslings immer auch zahlreiche chemische Prozesse ablaufen. Er versucht, die Arbeit im Weinkeller möglichst zu vermeiden, doch die Kopfschmerzen lassen nicht nach. Im zweiten Jahr ist aus den Kopfschmerzen eine massive Migräne geworden, die es ihm an besonders schlimmen Tagen nicht möglich macht, das Bett zu verlassen und seiner gewohnten Arbeit nachzugehen. Er begibt sich in Behandlung, nimmt Medikamente, die allmählich durch immer stärkere ersetzt werden – doch alles vergeblich. Nach vier Jahren leidet Rolf unter einer schweren Depression. Seine frühere Lebenslust ist ihm völlig abhanden gekommen. Jeder Schritt und jeder Arbeitsgang im Weingut fallen ihm schwer. Allein die Präsentation des Weingutes auf Weinmessen oder großen Degustationen bringt ihm etwas Freude, weil er dem täglichen Arbeitsalltag entfliehen und mit fröhlichen Menschen zusammen sein kann. Kaum zurückgekehrt, legen sich wieder dunkle Schatten auf seine Seele.

Doch im Verlauf seines Behandlungsmarathons findet er sich eines Tages in der Praxis eines feinfühligen Psychotherapeuten wieder, der ihm mit klaren, unmissverständlichen Worten unterbreitet, dass er „seine Seele verrät". Solange er nicht zu seiner inneren Wahrheit stehe, könne er nicht gesund werden! Diese Worte werden für Rolf zum entscheidenden Impuls. Er stellt sich der Auseinandersetzung mit seiner dominanten Mutter sowie seiner ganzen Familie, stellt einen neuen Kellermeister und einen zweiten Vertriebsleiter ein, legt seine Aufgaben nieder und schreibt sich zwei Tage später an der „Akademie der Schönen Künste" in Paris ein. Bereits nach einer Woche sind sämtliche Symptome von Depression, Migräne oder Kopfschmerzen verschwunden!

Das zweite Beispiel handelt von einer jungen Frau, wir wollen ihr hier den Namen Renate geben, die in einer wohlhabenden, sehr konservativen Familie in der Schweiz aufwächst. Sie ist einundzwanzig, als sie mit einem verheirateten Mann, einer bekannten Persönlichkeit des lokalen Lebens, ein Kind bekommt. Dieses „uneheliche Kind" ruiniert den so genannten „guten Ruf" ihrer Familie. Sie wird von da an wie eine Ausgestoßene behandelt und entwickelt umgehend große Schuldgefühle. Kurz darauf zeigt sich auf ihrem Körper eine großflächige Schuppenflechte.

Um ihre „Schuld" wiedergutzumachen, beschließt sie, in den landwirtschaftlichen Betrieb der Eltern einzusteigen und durch übermäßiges Engagement wieder eine „brave Tochter" zu werden. Obwohl über das „Missgeschick" nicht mehr gesprochen wird, spürt sie – und unbewusst auch ihr Sohn – die Ablehnung der ganzen Familie. Sie unternimmt alles Mögliche, um ihre schmerzhafte, juckende und manchmal eitrige Schuppenflechte auszuheilen – doch ohne Erfolg. Als ihr Sohn dreizehn Jahre alt ist, taucht sein Vater wieder auf. Er ist inzwischen geschieden und wagt es diesmal, zu seiner einstigen Geliebten zu stehen. Der lange unterdrückte Konflikt mit ihren Eltern bricht nun machtvoll aus, als diese alles unternehmen, um Renate vom Vater ihres Sohnes fernzuhalten. Nach kurzer Zeit erleidet Renate eine Herzattacke und landet im örtlichen Hospital. Doch dieses Mal will sie sich nicht erneut unterdrücken lassen. Kaum einigermaßen genesen, zieht sie mit ihrem Sohn in die nächste Stadt, sucht sich eine Bürotätigkeit und beginnt erneut eine Beziehung mit jenem Mann, den sie schon vor vierzehn Jahren geliebt hat. Ihr Mut zur Selbstbehauptung und die neue Liebe schenken ihr die Kraft, um wieder ganz gesund zu werden. Nach wenigen Wochen heilt die Schuppenflechte ab, und sie geht mit neuer Lebensfreude durch ihr Leben. Der Konflikt mit ihrer Familie ist noch nicht ausgetragen, aber da sie ihn nicht unterdrückt, sondern bewusst und achtsam anschaut, übt er keine krankmachende Wirkung mehr auf sie aus.

Diese beiden Fallbeispiele verdeutlichen anschaulich, welche heilsame Wirkung der Mut zur Freiheit auslösen kann. Wer seinen PFAD beschreitet, erlangt seine Unabhängigkeit, seine Würde, seine Selbstachtung und in letzter Konsequenz seine Gesundheit zurück.

2) Geistheilung

Es gibt keine ältere Heilungstradition als das „geistige Heilen", zumeist mittels Auflegen der Hände. Lange bevor Jesus seinen Jüngern die Heilungsermächtigung erteilte, praktizierten die Therapeuten der Hochkulturen im Mittelmeerraum diese uralte Heilkunst. In der Neuzeit belebte der Arzt Franz Anton Mesmer sie wieder, und im 20. Jahrhundert war *die* monolithische Heilergestalt und der Gründervater des „Spiritual Healing" der Engländer Harry Edwards. Edwards war sich seiner Verankerung in einer göttlichen Quelle der Heilung so sicher, dass er öffentliche Heilungen vor laufenden BBC-Kameras durchführte. Er tat dies nicht, um Publicity zu erlangen, sondern um der Geistheilung öffentliche Anerkennung zu verschaffen. In England gelang dies auf überzeugende Weise, denn jeder Patient kann heute in einem englischen Krankenhaus einen „Heiler" an sein Bett holen. Die englische Situation ist auch dadurch bahnbrechend gewesen, weil das Britische Königshaus, allen voran Prinz Charles, sich für das „Spiritual Healing" einsetzte. Die Vorreiterrolle Englands kommt langsam auch in Kontinentaleuropa zum Tragen, wo sich die rechtlichen Grundlagen deutlich verbessert haben. Mussten „Heiler-Seminare" in den Achtzigerjahren des 20. Jahrhunderts noch ins Schweizer Emmental ausweichen, so können sie heute problemlos in München, Hamburg oder Wien stattfinden.

Die Zahl der Menschen, die von Harry Edwards geheilt wurden, lässt sich nicht mehr feststellen. Die Publikationen über ihn, vor allem in England, sind kaum noch zu überschauen. Stellvertretend sei hier ein Auszug aus Edwards Buch „Geistheilung" angeführt, der einen Einblick in sein Wirken gewährt.

Die Blinden werden sehend, die Tauben hören wieder

„Ich führe den Fall der Frau eines Priesters der Methodisten an, die um Heilung ihres schwachsichtigen rechten Auges bat; ihr linkes Auge war bereits seit dreißig Jahren erblindet. Wir hielten es für höchst unwahrscheinlich, dass das blinde Auge geheilt werden könnte, weshalb wir uns auch nicht um dessen Heilung bemühten, sondern die Aufmerksamkeit allein nur auf die Heilung des rechten Auges gerichtet wurde. Doch als die Behandlung beendet war, konnte sie auch mit dem linken Auge wieder vollkommen sehen.

Kurze Zeit nach dieser Heilung geschah eine ähnliche, und zwar die Heilung des Ohres eines Anglikanischen Priesters, der viele Jahre völlig taub gewesen war.

Noch bemerkenswerter war der Fall eines jungen Mannes, dessen Wirbelsäule von Geburt an verkrüppelt war; sie war wie ein regelrechtes „S" geformt, bildete einen Buckel und war völlig steif. Ich hatte mir gedacht, dass dieses Leiden so fortgeschritten und so tiefsitzend war, dass wir vernünftigerweise keine Änderung erwarten durften; aber wir machten den Versuch. Zu meiner Überraschung fühlte ich, dass die Wirbelsäule nachzugeben begann, biegsam wurde und sich geradestreckte."[149]

Harry Edwards gab als Hintergrund seiner Heilungen die Hilfe „lichter Wesen" aus einer anderen Ebene an, Dora Kunz neigte als Erklärung zum Konzept von „Synchronizität". „Die Heilkraft durchströmt ihn augenblicklich auf *allen Ebenen*. Ob aus geistiger Quelle oder aus irgendeiner anderen, die einzig mögliche Erklärung ist im Sinne der Synchronizität (Larry Dossey würde hier von „nichtlokal" sprechen, die. Verf.). Es ist interessant, dass in den Berichten über Lourdes die meisten Patienten, die geheilt wurden, dem Tode nahe waren. Ich selbst beobachtete, dass Kranke, welche auf der Stelle gesund wurden, kurz vor dem Tode standen. Sie hatten ihre Verhaftungen bereits losgelassen und besaßen nicht mehr die Energie, an ihnen festzuhalten; das ist es, was eine Heilung ermöglicht. Nicht zuletzt mag es einer der Faktoren sein, die bei diesen seltenen, vollkommenen Heilungen, von einem Augenblick auf den anderen, eine Rolle spielen."[150]

Diese Auffassung könnte Bestätigung finden im Fall des Engländers Leo Perras. Er saß nach einer missglückten Bandscheibenoperation, bei der ihm ein Großteil des Rückenmarks durchtrennt worden war, über zwanzig Jahre im Rollstuhl. Dann erfuhr seine Frau, dass der Priester Pater Ralph DeOrio in Worcester einen Heilungsgottesdienst abhielt. Obwohl ihr Mann zögerte, weil er meinte „Gott könne ihn, wenn er wolle, auch zu Hause heilen", gelang es ihr, ihn mithilfe eines Freundes zur Kirche zu fahren.

Die Lahmen werden wieder gehen

„Den ganzen Nachmittag, fünf Stunden lang, saß Leo Perras andächtig beim Gottesdienst, der allseits mit höchster Spannung verfolgt wurde. Er wollte gerade seine Frau bitten, ihn hinauszuschieben, als die Sechs-Uhr-Glocken läuteten. „Pater DeOrio hielt plötzlich inne", erinnert sich Leo. „Er drehte sich um und schritt durch die Kirche direkt auf mich zu. Er besprengte mich mit Weihwasser, hob die Hände und sagte: ‚Im Namen Jesu Christi stehe auf!'"

Obwohl Leo die Geschichte wohl schon Dutzende Male erzählt hat, steigen ihm Tränen in die Augen. „Dass ich stand, bemerkte ich erst daran, dass ich ihm direkt ins Gesicht blickte", erinnert er sich mit bebender Stimme. „Er hat mich nicht angerührt. Es war, als hätten mich zwei unsichtbare Hände aus dem Rollstuhl gezogen. Ich wusste nicht einmal, was passiert war, denn ich hatte in meinen Beinen noch immer kein Gefühl. Dann blickte ich hinunter und war wie vom Donner gerührt: Ich stand. Er sagte zu mir: ‚Du und ich gehen jetzt durch das Mittelschiff der Kirche zur Vordertür.'"

Leo schritt durch ein Blitzlichtgewitter und von jubelnden Glückwünschen begleitet zu seinem Wohnmobil. Nach einer stundenlangen Fahrt, bei der sich bald ein Autokorso bildete, und einigen Zwischenstopps bei Freunden fuhr er schließlich vor dem Haus seines Arztes vor. Es war fast Mitternacht, und Dr. Mitch Tenerowicz, Chefarzt im Cooley Dickinson Hospital von Northampton, trat barfuß und blinzelnd an die Tür. „Als er mich da stehen sah", berichtet Leo, „stieß er einen überraschten Schrei aus. Ich konnte sehen, wie kalter Schweiß an ihm herabrann."

Sein Arzt teilte ihm später mit, neurologisch habe sich an seinem Zustand nichts geändert. Er hatte noch immer keine Reflexe. „Seine Muskeln", so Dr. Tenerowicz, der ihn zehn Jahre behandelt hat, seien „total verkümmert. Seine Waden sind so dick wie meine Handgelenke. Wie er damit gehen kann, ist mir ein Rätsel." Leos Gliedmaßen seien so „abgemagert ..., dass sie anatomisch eigentlich nicht kräftig genug sein konnten, um sein Gewicht zu tragen." Schon ein Mann mit einem gebrochenen Bein müsse mindestens fünf Wochen lang einen Gipsverband tragen, brauche Krücken und Bewegungstherapie, bevor er wieder gehen könne. Und dieser Mann habe seine Beine zwanzig Jahr lang nicht mehr benutzt."[151]

Es wäre natürlich ein Irrtum, zu glauben, diese Formen der Geistheilung fänden nur in christlich geprägten Kulturkreisen statt. Die Fallbeispiele sind nur verbreiteter überliefert, weil die europäischen Sprachen eher zugänglich sind als Arabisch, Chinesisch oder Hindu. Ein beeindruckender Fall von Spontanheilung wird überliefert von Indiens großem spirituellen Lehrer Sri Aurobindo. In England aufgewachsen und ausgebildet, schloss er sich später der indischen Freiheitsbewegung an, ehe er sich zurückzog, um sich ganz seinem „Integralen Yoga" zu widmen, der später eine wichtige Brücke zwischen abendländischer Spiritualität und indischer Weisheit werden sollte. In seiner politischen Phase war sein Bruder Barin sein engster Mitstreiter. Dieser erkrankte eines Tages an einem Fieber, das nicht weichen wollte. Sri Aurobindo befürchtete das Schlimmste, als eines Tages ein umherziehender Yogi auftauchte. In seiner Autobiographie „Über sich selbst" berichtet Aurobindo (er schreibt in der 3. Person, die Verf.) über das außergewöhnliche Geschehen.

Der Yogi mit dem Messer

„Es gab keinen Konflikt, kein Hin- und Herschwanken zwischen Yoga und Politik; als er (Aurobindo, die Verf.) den Yoga begann, führte er beide fort, ohne sie für gegensätzlich zu halten. Er wollte jedoch einen Guru finden. Er traf im Verlaufe seiner Suche einen Naga Sannyasi, akzeptierte ihn aber nicht als Guru, obgleich er von ihm im Glauben an Yoga-Kraft bestätigt wurde, da er sah, wie der Sannyasi Barin fast augenblicklich von einem heftigen und hartnäckigen Bergfieber heilte, indem er schlicht ein Glas Wasser quer mit einem Messer durchschnitt, wobei er leise ein Mantra wiederholte. Barin trank und war geheilt."[152]

Der Geist weht wo er will; und er heilt wie, wen und wo er will!

3) Glaubensheilung

Jene Fälle von Spontanheilungen, über die wir in diesem Abschnitt berichten, gehören zu den bemerkenswertesten, die wir gefunden haben. Und sie gehören zu den unerklärlichsten. Es bereitet uns auch keinerlei Schwierigkeiten, hier an die Grenzen des Erklärbaren zu stoßen. Wir nehmen auch bereitwillig an, wenn im Zusammenhang mit den nachfolgenden Fallbeispielen von „Wunder" gesprochen wird. Letztlich ist dieses Wort nur Ausdruck unserer Unkenntnis dessen, was geschieht; und wenn man die inzwischen verbreitete Geschäftemacherei mit dem Leid der Menschen mit ansehen muss, dann ist es wohl ein Segen, dass vieles im Verborgenen bleibt.

Die beiden ersten Fälle betreffen Ordensschwestern, die beide an Krebs im Endstadium litten. Im ersten Fall spielt die Fürsprache der Mitschwestern möglicherweise eine Rolle, im zweiten Fall treten außergewöhnliche körperliche Symptome auf, die in dieser Form sonst nur bei Kundalini-Phänomenen im Yoga bekannt geworden sind.

Mutter Seton

„Schwester Gertrude von den Barmherzigen Schwestern in New Orleans wurde am 27. Dezember 1934 als Patientin in das Hotel-Dieu Hospital von New Orleans aufgenommen. Seit einigen Monaten verschlechterte sich ihr Gesundheitszustand rapide. Bei der Aufnahme hatte sie eine gelbe Gesichtshaut und litt unter starken Schmerzen, Übelkeit, Schüttelfrost und hohem Fieber. Sie wurde von Dr. James T. Nix behandelt, der sie bereits wegen eines Leidens an der Gallenblase operiert hatte.

Nach einer Diagnose, die auf Krebs der Bauchspeicheldrüse lautete, wurde am 5. Januar für eine genauere Untersuchung ein Bauchschnitt vorgenommen. Der Kopf der Bauchspeicheldrüse hatte dreifache Normalgröße. Der Tumor erwies sich als inoperabel, eine Behandlung war aussichtslos. Nach einer Gewebsentnahme wurde die Operationswunde wieder verschlossen. Drei Pathologen diagnostizierten ein Pankreaskarzinom.

Die Schwestern des Ordens erbaten die Fürsprache der Mutter Seton, der verstorbenen Ordensgründerin. Bei Andachten an neun aufeinanderfolgenden Tagen baten die Nonnen sie darum, Schwester Gertrudes Leben zu schonen, damit sie weiter ihren Dienst verrichten könne. Tatsächlich begann sich ihr Zustand zu bessern, und sie machte rasche Fortschritte. Am 1. Februar wurde sie aus der Klinik entlassen, und am 1. März nahm sie ihre Arbeit wieder auf." [153]

Die innere Gluthitze

Die Erzählung der zweiten Schwester beginnt mit den Worten: „Ich war etwa dreißig Jahre im Kloster, als bei mir Krebs festgestellt wurde. Zwölf Jahre hatte ich es danach mit einer guten Diät und einer positiven Lebenseinstellung noch leidlich ausgehalten. Doch eines Tages war ich so geschwächt, dass der Arzt, der wieder an mein Bett kam, mir nochmals dringend riet, mich nun wirklich auf das Sterben vorzubereiten. Er hatte bereits ein Jahr vorher gesagt, dass nichts mehr zu machen sei." Es verging noch eine Zeit, bis der Arzt ihr dann eines Abends im Februar eröffnete, es sei nun wirklich „fünf vor zwölf".

Daraufhin fährt sie fort: „Ich hatte überhaupt nicht das Gefühl, dass es für mich an der Zeit sei zu sterben. Ich konnte mich noch nicht mit dem Gedanken des rasch nahenden Endes anfreunden. Um es deutlich auszudrücken: Ich hatte keine Angst vor dem Tod, doch etwas in mir sagte, dass hier noch Arbeit für mich anstand und ich mein Bestes geben müsse, um mir dieses „Wissen" immer in Gedanken gegenwärtig zu halten."

Trotzdem respektierte sie die Aussage des Arztes, verabschiedete sich liebevoll von ihren Mitschwestern und bat, allein und in Stille sterben zu dürfen. Dann geht die Erzählung weiter: „Nachdem der Arzt mein Zimmer verlassen hatte, betete ich zu Gott: „Herr, wenn ich gehen muss, dann nimm mich heute Nacht mit zu dir. Ich bin jetzt bereit, das irdische Leben loszulassen. Wenn jedoch noch eine Aufgabe auf mich wartet, so lass mich diese in deinem Namen erfüllen dürfen."

Diese Sätze wiederholte ich fortwährend weiter im Gebet. Auf einmal überkam mich wirkliche Hingabe, und ich spürte, dass ich immer ruhiger wurde.

Mitten in der Nacht wurde ich jedoch wach, weil mein ganzer Körper vibrierte und zitterte. Diese Empfindung wurde immer stärker und beängstigender, und ich versuchte, an die Glocke zu kommen, um Hilfe zu rufen. Die Handglocke lag neben mir im Bett, doch mein Körper zitterte so heftig, dass es mir nicht einmal gelang, meine Hände in die richtige Richtung zu strecken. Eine Gluthitze durchströmte mich. Es schien ganz so, als läge ich in einem heißen Bad. Doch ich war nicht von heißem Wasser umgeben, sondern es saß in mir. Es fällt mir schwer, Ihnen dies richtig zu erklären.

Ich muss – trotz meiner Angst – doch wieder in den Schlaf gefallen sein, denn als ich erneut aufwachte, war alles anders. Ich fühlte mich sehr gut – eigentlich fühlte ich mich wie neugeboren: Ich hatte mich seit Urzeiten nicht mehr so gefühlt."

Obwohl sie noch wenige Stunden vorher völlig entkräftet und bettlägerig gewesen war, setzte sie sich auf und ging ins Badezimmer. Dort erlebt sie die nächste segensreiche Überraschung. „Als ich ins Badezimmer ging und wie gewohnt einen Blick in den Spiegel warf, strahlte mir ein ganz blasses, aber schönes Gesicht entgegen. Es leuchtete, und es schien, als strahlte es Licht aus. Ich wusste, dass ich es selbst war, die mir da entgegenblickte, doch ich sah in dieser Person einen anderen Menschen. Auch das ist wieder so schwer auszudrücken, stelle ich gerade fest, nun, da ich diese Geschichte aufschreibe. Ich meine es nicht hochmütig und ich bin auch nicht narzisstisch, selbst wenn Sie dies jetzt vielleicht von mir glauben mögen, doch es schien, als ob ich sozusagen „gereinigt" war, und, ehrlich gesagt, ich glaube, dass ich dies im Nachhinein auch so behaupten darf."

Noch immer etwas verwirrt, steht sie auf und geht auf den Flur. Dort erschrickt die wachende Mitschwester zu Tode und alarmiert den ganzen Konvent. Schnell kommen alle Schwestern herbeigelaufen und rufen umgehend den Arzt, der zu seiner allergrößten Verwunderung die geschehene Verwandlung und Heilung bestätigen muss. Daher endet die Geschichte mit den Worten: „Mein Blutdruck war normal, meine Haut hatte wieder eine gesunde Färbung angenommen und fühlte sich elastisch an. Mein Haar war kräftiger und glänzte wieder, und die Nägel an meinen Fingern und Zehen waren wirklich wie neu! Sie waren heller, fest und glatt, wie ich sie seit Jahren nicht mehr gehabt hatte. Ich weiß, dass dies alles ganz unglaublich klingt, aber es ist die Wahrheit. Ich bin in jener Nacht, in der man dachte – und ich letztendlich auch – dass dies die letzte Nacht meines irdischen Lebens sein würde, verwandelt und sozusagen zu einem neuen Leben erweckt worden.

Nach verschiedenen Untersuchungen, die in den darauffolgenden Tagen im Krankenhaus stattfanden, kamen die Ärzte zu der für jeden verblüffenden Schlussfolgerung, dass ich, nach einer unheilbaren Krankheit bereits aufgegeben, nun völlig genesen sei – und das in nur einer Nacht, auch wenn das niemand glauben konnte."[154] Der Schlüssel zum Verständnis dieses bewegenden Heilungsgeschehens liegt in zwei Sätzen: „Herr, ich bin jetzt bereit, das irdische Leben loszulassen" und „auf einmal überkam mich wirkliche Hingabe". Die erkrankte Nonne hatte alle Erdenschwere hinter sich gelassen und die Grenze zur göttlichen Wirklichkeit überschritten. Sie ist ein lebendiges Beispiel für den Ausspruch Meister Eckharts: Sie hatte Gott um nichts gebeten – und er hatte ihr alles geschenkt!

Lourdes

Kein anderer Namen wird so mit „Glaubensheilungen" verbunden wie der französische Wallfahrtsort Lourdes. Seit die 14-jährige Bernadette Soubirous am 11. Februar 1858 erstmals die Vision einer „weiß gekleideten Dame" hatte, sollen sich ca. 30.000 Heilungen ereignet haben. Siebenundsechzig davon hat die Kirche bislang offiziell als „Wunder" anerkannt. Andreas Resch hat alle Fälle sorgfältig dokumentiert und in einem liebevoll zusammengestellten Buch chronologisch veröffentlicht. Er kommt zusammenfassend zu dem Schluss: „Die Heilungen zeigen jenseits jeder Diskussion, dass der Mensch von Kräften umgeben ist, die völlig spontan eingreifen können und außerhalb der wissenschaftlichen Reichweite liegen."[155]

Prof. Resch beschreibt die vier Grundregeln, die eingehalten werden müssen, bevor überhaupt eine Anerkennung als „Wunder" in Betracht gezogen wird:
1) Rekonstruktion der Krankengeschichte und Untersuchung des derzeitigen Zustandes.
2) Kennenlernen der Persönlichkeit des Patienten, um auf Anhieb Betrug, Simulierung, Täuschung oder auch ein möglicherweise hysterisches oder psychisches Leiden auszuschließen.
3) Beurteilung, ob diese Heilung eindeutig aus dem Rahmen der üblichen medizinischen Vorhersagen in Bezug auf die betreffende Krankheit herausfällt.
4) Aufzeichnung der Umstände der Heilung, wenn sie in einer außerordentlichen, unvorhersehbaren, auffallenden, erstaunlichen Weise erfolgt ist.[156]

Die Katholische Kirche geht in Lourdes, vielleicht auch auf Drängen der Ärzte, sehr zurückhaltend vor, was die Anerkennung von „Wundern" anbelangt. Der Sache der Spontanheilung kann diese Zurückhaltung nur dienlich sein, um den Legionen von Kritikern den Boden für ihre Argumente zu entziehen. Leitend für das Vorgehen der kirchlichen Kommissionen sind die sogenannten „Kriterien des Prospero Lambertini", des späteren Papstes Benedikt XIV. (1740-1758). Obwohl über 250 Jahre alt, klingen sie bemerkenswert präzise und vor allem überaus zeitgemäß:

1) Die Krankheit muss schwer und ihre Heilung laut Urteil qualifizierter Ärzte extrem schwierig bis unmöglich sein.
2) Die Krankheit darf sich nicht schon kurz vor dem Abklingen befinden oder bei der Krisis angelangt sein, welche der Hei-

lung des Kranken vorausgeht. Nicht gegen ein Wunder spricht jedoch, wenn die Krankheit normalerweise durch ein Medikament oder andere ärztliche Mittel geheilt werden kann, diese Mittel aber dort fehlten, wo sich das Wunder ereignet.
3) Es dürfen keine Medikamente verabreicht worden sein, die eine solche Krankheit heilen könnten. Ferner muss sicher sein, dass sich die verwendeten Medikamente als unwirksam erweisen.
4) Die Heilung muss plötzlich erfolgen.
5) Die Heilung muss vollständig sein. Zurückbleiben dürfen lediglich harmlose Folgeerscheinungen, wie etwa Narben.
6) Der Heilung darf keine größere heilsame Krise vorausgegangen sein, dies unter Bezugnahme auf Galenus, demzufolge die Natur eine Heilung auf dreifache Weise bewirken könne: durch Dekubitus, durch Krisis und durch einfache Remission.
7) Die Heilung muss sich als stabil und dauerhaft erweisen.[157]

Die Dokumentation der „67 Wunderheilungen von Lourdes" seitens Prof. Resch ist lückenlos und für jeden eine bereichernde Lektüre, der dem Wirken einer „höheren Heilkraft" nachspüren möchte. Daher soll hier nur ein kurzer Einblick in fünf der anerkannten Wunderheilungen erfolgen. Sie zeigen die Bandbreite und Schwere der Erkrankungen sowie die spontane Heilung auf jeweils eigene Weise.

Bevor die fünf Fälle skizziert werden, soll an dieser Stelle aber noch eine Stimme zu Wort kommen, der man nicht unmittelbar eine Nähe zu einem katholischen Wallfahrtsort zutrauen würde: Der XIV. Dalai Lama. Er schildert seinen Besuch in Lourdes folgendermaßen: „Ich möchte Ihnen gerne von meiner Pilgerreise nach Lourdes erzählen. Dort habe ich – vor der Höhle – eine ganz besondere Erfahrung gemacht. Ich verspürte eine spirituelle Schwingung, die Präsenz einer bestimmten Art von spiritueller Energie. Und dann habe ich vor dem Bild der Jungfrau Maria gebetet. Ich brachte meine Verehrung für diesen heiligen Platz zum Ausdruck, der schon lange eine Quelle der Inspiration und Kraft ist, der Millionen von Menschen spirituellen Trost, Erleichterung und Heilung gewährt hat. Und ich betete, dass dies noch lange so bleiben möge. Mein Gebet richtete sich also nicht an jemand Bestimmtes – den Buddha etwa oder Jesus oder einen Bodhisattva –, sondern einfach an all die großen Wesen, die allen empfindenden Wesen gegenüber unermessliches Mitgefühl haben."[158]

Der Pfad eines Heiligen oder eines „Bodhisattva" mag am Anfang einer bestimmten spirituellen Tradition entspringen, man mag ihn als Hindu, Buddhist oder Christ gehen. Nahe seinem Ende bleibt jedoch nichts mehr von einem Hindu, Buddhisten oder Christen übrig – nur noch ein grenzenlos liebender, mitfühlender MENSCH.

Louis Bouriette

Der Steinmetz Bouriette ist der 2. Fall in der Lourdes-Dokumentation. Er erlitt bei einer Explosion, bei der sein neben ihm stehender Bruder getötet wurde, eine irreversible Schädigung des rechten Auges; und später wurde auch die Sehkraft des linken immer schwächer.

Nachdem Bernadette die Quelle von Lourdes ausgegraben hatte, bat er seine Enkelin, ihm etwas von dem Wasser zu bringen. Das weitere Geschehen schildert er wie folgt: „Als ich in Besitz dieses Wassers gekommen war, betete ich zu Unserer Lieben Frau von der Grotte und flehte demütig, dass sie mir beistehen möge, während ich mein rechtes Auge mit dem Wasser aus ihrer Quelle wasche. Ich wusch und wusch mein rechtes Auge innerhalb kurzer Zeit mehrmals, und nach diesen Waschungen konnte ich so ausgezeichnet sehen wie jetzt."[159]

Yvonne Fournier

Yvonne war der 47. Fall in der Lourdes-Dokumentation. Als 17-jährige Arbeiterin erlitt die junge Französin einen Arbeitsunfall in ihrer Fabrik. Sie geriet mit ihrem linken Oberarm in einen Treibriemen. Der Arm wurde zwar nicht abgerissen, aber doch so schwer verletzt, dass er völlig gelähmt wurde. Es folgte eine mehr als fünfjährige äußerst schmerzhafte Leidenszeit mit neun Operationen, die aber alle keine Besserung brachten. Am Ende des Zweiten Weltkrieges nahm Yvonne an der ersten Nationalwallfahrt teil. Sie tauchte ihren Arm in das Wasser von Lourdes und spürte sofort, dass ihr Arm an Kraft gewann. Innerhalb weniger Minuten verschwanden die Schmerzen, unter denen sie so lange gelitten hatte, und sie konnte den Arm wieder vollständig bewegen.[160]

Jeanne Frétel

Jeanne war der 52. Fall in der Lourdes-Dokumentation. Sie litt unter Bauchfelltuberkulose, wurde siebenmal operiert und befand sich, bevor sie nach Lourdes kam, in einem besorgniserregenden Zustand. Die ersten beiden Tage in Lourdes verliefen alles andere als positiv, aber „am dritten Tag, dem 8. Oktober, verspürte sie dann nach der Kommunion bei einer Messe für Kranke am Altar der hl. Bernadette und gleich anschließend vor der Grotte die ersten Zeichen ihrer Heilung. Ihr Bauch war wieder normal, das Fieber und die Schmerzen verschwunden, sie hatte wieder Appetit. Jeanne blieb zwar im Spital, konnte aber aufstehen, umhergehen und mit Heißhunger essen! Am darauffolgenden Tag wurde sie zum Ärztebüro geführt, wo man das völlige Verschwinden sämtlicher Krankheitssymptome feststellte."[161]

Bruder Leo Schwager

Der Schweizer Benediktinerpater war der 57. Fall der Lourdes Dokumentation. Er litt an Multipler Sklerose mit halbseitiger Lähmung und einer erheblichen Sprachstörung. Mit einem deutschschweizerischen Pilgerzug reiste er im April 1952 nach Lourdes. Das Heilungsgeschehen schildert Andreas Resch folgendermaßen: „Bei der Sakramentsprozession verschwanden beim Segen mit dem Allerheiligsten unter den Augen der begleitenden Ärzte all seine Symptome. Professor Barbin von der medizinischen Fakultät in Nantes, ein unmittelbarer Augenzeuge der außergewöhnlichen Heilung, schreibt in seinem Bericht, dass er plötzlich einen ziemlichen Lärm vernahm und seinen Blick daraufhin sogleich den Kranken zuwandte. Da sah er, wie sich links von ihm ein Ordensmann von der Trage auf die Knie warf. Er sah aus wie in Ekstase und blickte unverwandt das Allerheiligste an, das sich von ihm entfernte. Barbin bemerkte zugleich, dass er kaum Luft zu bekommen schien, so als habe er einen Schlag oder eine heftige Rührung erfahren. Am Ende der Prozession stand Bruder Leo ohne jede Hilfe auf. Er konnte wieder stehen, gehen, sprechen, sehen und essen."[162]

Delizia Cirolli

Die Italienerin war der 65. Fall in der Lourdes-Dokumentation. Allerdings weicht ihre Fallgeschichte etwas von den vorherigen ab, weil sie sich zeitverzögert ereignete. Als junges Mädchen erkrankte Delizia an einem Knochentumor im oberen Bereich des rechten Schienbeines. Die Krankheit verschlechterte sich derart, dass die Ärzte am Institut für Radiologie der Universität Catania ihren Eltern mitteilen mussten, ihre Tochter habe nur noch ein halbes Jahr zu leben.

Delizia unternahm eine Lourdes-Wallfahrt, kehrte aber ohne eine Verbesserung zurück. Bei einer weiteren Untersuchung stellten die Ärzte sogar eine Verschlechterung des Gesamtzustandes der Patientin fest. Doch „eines Morgens, kurz vor Weihnachten, bemerkte Delizia ganz plötzlich, dass sie weniger litt und der Schmerz im Kniebereich nicht mehr so stark war. Sie fragte die Mutter, ob sie aufstehen könne, was ihr diese gleichsam als letzten Wunsch gewährte. Zu ihrem Erstaunen konnte Delizia allein aufstehen und gehen. Am nächsten Tag nahm sie wieder ihr normales Leben auf. Sie konnte sehr rasch wieder ohne Hilfe essen und nahm an Gewicht und Kraft zu. Nach den Weihnachtsferien ging sie wieder zur Schule, was ihr lange versagt gewesen war."[163]

Es zeigt sich, dass die Krankheitsbilder völlig verschieden waren, und auch die Menschen waren ganz unterschiedliche Persönlichkeiten. Was ihnen gemeinsam war, war eine innere Gläubigkeit, die offensichtlich einen Zugang zu jener „Heilkraft" ermöglichte, die in Lourdes ihre wunderbare Wirksamkeit entfaltet. Es mag nicht erklärbar sein, was oder wer wirklich jene Heilungen bewirkt, aber die Mitwirkung der Patienten könnte möglicherweise doch eine entscheidende Rolle spielen. Andernfalls bleibt es unverständlich, warum so viele Leidende in Lourdes Hilfe erfahren, andere aber genauso krank und vielleicht um eine Hoffnung ärmer wieder nach Hause reisen müssen. Wenn davon auszugehen ist, dass „Gottes Gnade" allzeit und auf alle Menschen ausgeströmt wird, dann muss der Schlüssel darin liegen, dass nicht alle Menschen den „Gralskelch ihrer Seele" in der richtigen Richtung halten, nämlich geöffnet für den herabströmenden Segen. Doch niemand kann sich anmaßen, hier eine Wertung oder gar ein Urteil vorzunehmen, denn Gottes Wege sind bekanntlich wunderbar.

Pater Pio

Vielleicht hätte Pater Pio nicht diese schier unglaubliche Berühmtheit erlangt, die auch fast fünfzig Jahre nach seinem Tod nahezu ungebrochen ist, wären nicht so viele „Wunderheilungen" bekannt geworden, die in Zusammenhang mit seinem Wirken gebracht werden. Selbst wenn man den einen oder anderen Fall als Einbildung oder natürliche, medizinisch greifbare Entwicklung erklären mag, bleiben doch so viele spektakuläre Heilungen von Kranken, die von der Medizin aufgegeben worden waren, dass nicht der geringste Zweifel bestehen kann, hier ein „Eingreifen aus einer anderen Dimension" annehmen zu müssen.

Pater Pio wurde natürlich unzählige Male nach diesen „Heilungswundern" befragt, und er wurde nicht müde, immer wieder zu antworten: „Gott hat mir diese Gnade erwiesen. Danke Gott und nicht mir!"[164] Dabei wäre es aber wohl unzutreffend, Pater Pio als eine Art „unbewusstes Werkzeug" zu betrachten, um das noch unschönere Wort „Medium" zu vermeiden. Pater Pio wusste in allem, was er tat, stets genau, warum und wie er es tat. Er gab eine bedeutsame Antwort, als er einmal gefragt wurde, woher er denn die innere Gewissheit nehme, zu einem nahezu gelähmten Menschen, der seit Jahren vollständig bettlägerig war, einfach zu sagen: „Stehe auf, du bist gesund." Pater Pio erwiderte: „Ich fühle eine Art innerer Eingebung."[165]

An anderer Stelle wurde er noch viel präziser und machte bei diesem Anlass deutlich, dass er selbst eine entscheidende Rolle innerhalb des Heilungsgeschehens spielte. „Einer Frau, die ihn anfleht, eine bestimmte Gnade zu erwirken, gibt er bedauernd zur Antwort: „Meine Tochter, ich kann es nicht mehr bezahlen."'[166] Diese letzten sechs Worte sind überaus bedeutsam. Man kommt nicht umhin, den Eindruck zu gewinnen, Pater Pio habe gleichsam die Leiden seiner Schützlinge „übernommen" und auf irgendeine geheimnisvolle Weise „ausgeglichen". Anders lässt sich das Wort vom „bezahlen" nicht verstehen. Es gibt auch in der östlichen Weisheitstradition die Vorstellung, ein Lehrer könne die Schuld seines Schülers gleichsam übernehmen und ausgleichen. Man könnte ein verborgenes „Gesetz" vermuten, das erfüllt werden muss. Die Waagschalen der Gerechtigkeit müssen im Gleichgewicht bleiben – und wurde aus einer Schale etwas entnommen, musste Pater Pio in die andere Schale etwas legen. Er hat das Geheimnis seiner Heilungen nicht enthüllt, was zwei Gründe haben mag. Zum einen wollte oder konnte er das wundervolle Wirken der göttlichen Gnade nicht verweltlichen, zum anderen wollte er vielleicht vermeiden, dass es zu unangemessenen 'Nachahmungen' kam.

Aus der Fülle der sorgfältig dokumentierten Heilungen Pater Pios sollen hier nur einige wenige ausgewählt werden, die allerdings einen guten Überblick über sein bewegendes Wirken vermitteln können.

Der Fall Matteo Pio Colella

Die Geschichte des kleinen Matteo zählt zu den bekanntesten, weil sie im Hinblick auf die Heiligsprechung Pater Pios herangezogen wurde. Der Junge bekam am 20. Januar 2000 plötzlich hohes Fieber, litt unter starken Kopfschmerzen und Erbrechen. Er wurde noch am selben Tag ins Krankenhaus eingeliefert, wo sich sein Zustand rapide verschlechterte. Man diagnostizierte eine akute Meningitis. Matteo wurde auf die Intensivstation verlegt, wo sich sein Zustand weiter verschlechterte. Die Ärzte gingen nicht davon aus, dass er die Nacht überleben würde. Inzwischen hatten sich die Eltern und Freunde des Jungen im Gebet an Pater Pio gewandt. Und in der Tat begann sich am Morgen des folgenden Tages der Zustand des Jungen plötzlich und völlig unerwartet signifikant zu verbessern – bis hin zu seiner völligen Wiederherstellung. Medizinisch war dieser Genesungsprozess nicht zu erklären.[167]

Das tote Kind im Koffer

Vor allem Pasquale Cataneo hat in seinem Buch über Pater Pio detailliert viele seiner Heilungen dokumentiert. Eine der ungewöhnlichsten handelt von einer Frau, deren Kind schwer erkrankt war. Die Ärzte machten ihr keine Hoffnung mehr, weshalb die Frau als letzten Schritt zu Pater Pio aufbrach. Es war für sie eine sehr lange Anreise; und während der Zugfahrt starb das Kind. Die verzweifelte Mutter hüllte es in Tücher und legte es in ihren geflochtenen Koffer. Als sie endlich in San Giovanni angekommen war, reihte sie sich in die Schar der Frauen ein, die zur Beichte bei Pater Pio gehen wollten. Als sie endlich an der Reihe war, kniete sie vor Pater Pio und öffnete den Koffer. Ein mit Pater Pio befreundeter Arzt wohnte der Begebenheit bei und erkannte, dass das Kind entweder tatsächlich vorher gestorben oder andernfalls im Koffer erstickt war. Pater Pio erbleichte vor Schreck, als er den Kinderleichnam erblickte. Dann wandte er seinen Blick zum Himmel und versank im Gebet. Nach einiger Zeit blickte er zu der weinenden Mutter des Kindes und sagte zu ihr: „Siehst du nicht, dass dein Kind schläft." Zum unbeschreiblichen Glück der Mutter und zum völligen Erstaunen der Anwesenden war unübersehbar – das Kind schlief nur![168]

Das Mädchen ohne Pupillen

Die Geschichte des Mädchens Gemma De Giorgi ist eine der ungewöhnlichsten in der schier endlosen Liste der Heilungswunder Pater Pios. Das Mädchen kam mit sehr „eigenartigen Augen" zur Welt. Man brachte sie zu einem Augenarzt, der feststellen musste, dass die kleine Gemma keine Pupillen besaß und daher ihr Leben lang blind bleiben würde. Eines Tages kamen Freunde ihrer Eltern zu Besuch und erzählten von Pater Pio und seinen Heilungen. Die Mutter schrieb sofort an ihn und bat um Hilfe für ihre Tochter. Einige Zeit darauf träumte sie nachts, Pater Pio sei bei ihr und ihrer Tochter und mache ein Kreuzzeichen auf deren Stirn. Daraufhin war die Mutter so ermutigt, dass sie beschloss, mit ihrer kranken Tochter umgehend nach San Giovanni Rotondo zu fahren. Bereits im Zug behauptete die Kleine, sie meine, etwas sehen zu können. Doch die Mutter vermochte ihr nicht zu glauben. Das Kind wurde schließlich zu Pater Pio vorgelassen, der sie berührte und mit der Hand ein Kreuzzeichen auf die Augen machte. Später erteilte er ihr noch die Erstkommunion. Die Mutter war zwar voller Hoffnung, aber nicht minder auch erfüllt von noch immer nagendem Zweifel. Als Pater Pio ihre Tränen sah, sprach er zu ihr: „Habe Glauben, meine Tochter. Das Kind soll nicht weinen, auch du darfst dir keine Sorgen machen. Gemma kann sehen, und du weißt es." Als Gemma mit ihrer Mutter kurz darauf zurückfuhr, begann sich ihre Sehfähigkeit von Stunde zu Stunde zu verbessern, und als sie zu Hause angekommen waren – konnte Gemma sehen. Auch diese Heilung war medizinisch völlig unerklärlich; aber Gemma blieb ihre Sehfähigkeit vollständig erhalten. Sie reiste gelegentlich durch Italien, um anderen Menschen durch die Erzählung ihrer Geschichte Mut zu machen.[169]

Die Heilung der stummen Gelähmten

Eines der weiteren Geheimnisse im Leben Pater Pios waren seine „Kontakte" zu den ungewöhnlichsten Menschen auf einer „inneren Ebene". Darunter zählte ein so einflussreicher Mann wie Wellesley Tudor Pole, dessen Namen wahrscheinlich keiner der Mitbrüder Pater Pios je im Leben gehört haben wird. Pole war so etwas wie die „graue Eminenz" der spirituellen Bewegung in England und während des 2. Weltkrieges der spirituelle Berater Churchills. Und dieser Mann war mit Pater Pio befreundet! Anlässlich eines persönlichen Besuches in Italien wurde Pole Zeuge einer jener außergewöhnlichen Heilungen durch ihn. Pole weilte mit Pater Pio in der Sakristei, als eine Bäuerin eintrat. Pole schildert das weitere Geschehen wie folgt: „Die Bäuerin trug ein sehr gebrechliches siebenjähriges Mädchen auf ihren Armen. Ihr Mann folgte ihr und erzählte mir, dass ihr Kind von Geburt an stumm und gelähmt sei und niemals habe gehen und sprechen können. Das Kind war völlig abgezehrt und schien bewusstlos zu sein. Padre Pio veranlasste, dass eine Wolldecke auf den Steinfußboden der Sakristei gelegt wurde, und sagte der Mutter, sie solle ihr Kind darauf legen. Dann besprengte er die anscheinend leblose Gestalt der Kleinen mit Wasser und versenkte sich lange in ein stilles Gebet. Schließlich sagte er auf Lateinisch: „Stehe auf und gehe!" Das Kind rührte sich, öffnete die Augen, lächelte und setzte sich auf. Beide Eltern lagen betend und weinend auf den Knien. Dann nahm Padre Pio das Kind an der Hand und half ihm sehr behutsam aufzustehen. Die Kleine stieß wortlose Laute des Glückes aus und war imstande, ein paar Schritte in die Arme der Mutter zu taumeln. Als ich sechs Monate später die Dorfschule von Monte San Angelo besuchte, sah ich das Mädchen gesund und fröhlich im Schulhof spielen.""[170]

Der Bericht von Karol Wojtyla

Neben der Heilung des kleinen Matteo zählt die wunderbare Genesung der Wanda Poltawska zu den bekanntesten von Pater Pio – was an dem Mann liegt, der sie bezeugte. Es war der spätere Papst Johannes Paul II. Am 17. November 1962 schrieb dieser folgenden Brief an Pater Pio:

„Ehrwürdiger Vater,

ich bitte Sie, für eine 40-jährige Mutter von vier Kindern in Krakau, Polen (die im letzten Krieg fünf Jahre in einem Konzentrationslager in Deutschland verbrachte) zu beten, die von schwerer Krankheit bedroht ist und möglicherweise an Krebs sterben wird: möge Gott seine Gnade auf diese Frau und ihre Familie richten, in Gegenwart der Allerseligsten Jungfrau.

In Christus verbunden,
Carolus Wojtyla"

Als Pater Pius der Brief vorgelesen wurde, schien er zu ahnen, was es mit dem Verfasser in Zukunft auf sich haben würde, denn er meinte nur: „Oh, wir können ihn nicht zurückweisen." Dann zog er sich in die Kapelle zurück, um zu beten.

Als die polnischen Ärzte vor der geplanten Operation noch eine Untersuchung vornahmen, um festzustellen, ob der Patientin in ihrem fortgeschrittenen Krankheitsstadium eine Operation überhaupt zuzumuten sei, konnten sie zu ihrem größten Erstaunen den Tumor nicht mehr finden. So kam es zu einem zweiten Brief aus Polen mit einer Danksagung an Pater Pio:

„Ehrwürdiger Pater,
die Frau in Krakau in Polen, Mutter von vier Kindern, wurde am 21. November vor der geplanten chirurgischen Operation plötzlich wieder gesund. Gott sei Dank und auch Euch, ehrwürdiger Pater, sage ich ein großes Dankeschön in ihrem Namen, im Namen ihres Mannes und ihrer Familie.

In Christus,
Carolus Wojtyla"[171]

Es wäre keinesfalls verwunderlich, wenn Papst Johannes Paul II. sich an diese Begebenheit erinnert hätte, als er am 16. Juni 2002 die Heiligsprechung von Pater Pio auf dem Petersplatz leitete.

Ein Zeichen der Hoffnung

„Hoffnung ist eben nicht Optimismus, ist nicht die Überzeugung, dass etwas gut ausgeht, sondern die Gewissheit, dass etwas Sinn hat – ohne Rücksicht darauf, wie es ausgeht."

– Václav Havel –

Von den drei wichtigen Eigenschaften, die im Zusammenhang mit Heilung bedeutsam sind, nennt der große tschechische Dichter und Staatsmann hier zwei. Es gehört noch der Mut dazu.

Alles, was im Leben geschieht, trägt einen SINN. Manchmal ist er offensichtlich, manchmal hält er sich verborgen, um im entscheidenden Moment offenbar zu werden. Das gilt in hohem Maße auch für Krankheiten.

Daher verlieren Sie nie die HOFFNUNG, wenn Ihnen Ihr Arzt oder wer auch immer sagen sollte: „Ihre Krankheit ist unheilbar." Solche Sätze sind längst widerlegt worden. Gültig ist allein der Satz: „Ihre Krankheit ist für mich nicht heilbar." Haben Sie daher den MUT zu antworten: „Dann werde ich jemand anderen finden, der sie heilen wird."

Krankheiten, vor allem wenn sie lebensbedrohlich sind, stellen schwere, tiefe Einschnitte im Leben dar. Niemand, der je Anteil am Leid eines geliebten Menschen genommen hat, wird dies ernsthaft in Abrede stellen. Und niemand wird leichtfertig so tun, als ob alles Leiden problemlos zu heilen wäre. Niemand sollte jedoch auch entmutigen oder jegliche Hoffnung verneinen. Die vorstehenden Beispiele haben gezeigt, dass immer Hoffnung besteht – und niemand vermag letztlich zu sagen, was im Lebensplan eines Menschen verzeichnet steht. Wer jedoch vertraut, auf die verborgene Ordnung des Lebens und auf die weise und gütige Führung jener, die „hinter dem Vorhang" über die Menschen wachen, der wird nie verzweifeln. Wohin er auch fällt, er fällt immer in Gottes Hand!

Wer trotzdem in einer dunklen Stunde eines Lichtfunkens bedarf, um die Flamme der Hoffnung erneut zu entzünden, der möge die nachfolgende Geschichte lesen, die eine wahre Begebenheit erzählt. Ist es nicht die „Taube", die als Symbol dafür steht, dass Gott die Menschheit nicht verlassen hat?

„Ein Junge namens Hugh Brady, der Brieftauben als Haustiere hielt, fand eines Tages eine verletzte Taube im Garten. Er pflegte den Vogel, bis dieser wieder gesund war, beringte ihn mit der Nummer 167 und behielt ihn.

Im folgenden Winter erkrankte Hugh plötzlich und wurde zu einer Notfall-Operation eilends ins Krankenhaus gebracht, das über dreihundert Kilometer entfernt lag. Dort war er noch im Genesen begriffen, als er an einem bitterkalten verschneiten Abend ein beharrliches Klopfen am Fenster hörte. Er rief nach der Schwester und bat sie, das Fenster zu öffnen. Da flog eine Taube herein und landete mit einem freudigen Flattern auf Hughs Brust. Hugh wusste sofort, dass der gefiederte Besucher sein Vogel war; ein Blick auf die Ringnummer bestätigte dies.

Tauben sind dafür bekannt, dass sie gut nach Hause finden, aber in jenem Fall kehrte die Taube nicht nach Hause zurück; sie hatte ihrem Herrn bis zu einem Ort nachgespürt, von dem sie keine Kenntnisse hatte und an dem sie nie zuvor gewesen war. Wie ihr das gelang, bleibt ein Rätsel."[172]

> – Die größten Menschen sind jene,
> die anderen Hoffnung geben können. –

Kontakt zu den Autoren:

www.katarinamichel.com

Anmerkungen

1 siehe Vorwort, S. 10
2 Herbert Kappauf, Wunder sind möglich, Freiburg 2011, S.14
3 Ebd., S.177
4 Andrew Weil, Spontanheilung, München 1995, S.21 f.
5 Kappauf, a.a.O., S.170
6 Ebd., S.22
7 Caryle Hirshberg/Marc Ian Barasch, Spontanheilungen, Augsburg 1997, S.24
8 Lawrence LeShan, Psychotherapie gegen den Krebs, Stuttgart 2008, S.9
9 Ebd., S.20
10 Vgl. ebd., S.40
11 Hirshberg, a.a.O., S.158
12 Kappauf, a.a.O., S.23
13 So Kurt Langbein in seiner Publikation „Weißbuch Heilung", Salzburg 2014, S.32
14 Larence LeShan, Unglaublich – Unerklärliche Phänomene, Amerang 2011, S.129 f.
15 Bruce Lipton/Steve Bhaerman, Spontane Evolution, Burgrain 2009, S.245
16 Eben Alexander, Blick in die Ewigkeit, München 2013, S.55
17 Ebd., S.207
18 Hirshberg, a.a.O., S.30
19 Inka Kübel, Spontanheilungen, Zürich 2000, S.23

20 Kappauf, a.a.O., S.13
21 Lipton/Bhaerman, a.a.O., S.15
22 Hirshberg, a.a.O., S.20
23 Kübel, a.a.O. S.121 und 123
24 Marja de Vries, Nur der ganze Elefant ist die Wahrheit, Amerang 2014, S.143
25 Arthur E. Powell, Ätherkörper, Astralkörper, Mentalkörper, Kausalkörper, Grafing 2002 f.
26 Powell, Ätherkörper, S.11
27 Ebd., S.10
28 Ders., Astralkörper, S.48
29 LeShan, Psychotherapie sowie Unglaublich, a.a.O.
30 Powell, Mentalkörper, S.66 f.
31 Bruce Lipton, Intelligente Zellen, Burgrain 2012, S.120
32 Powell, Mentalkörper, S.80
33 Ebd., S.81 f.
34 de Vries, a.a.O., S.347
35 Annie Besant, Gedankenkraft, Grafing 2009, S.46 f.
36 Diese Übung gründet sich auf eine Inspiration der amerikanischen Mystikerin Flower A. Newhouse. Vgl. dazu ihr Werk „Das Christuslicht", Grafing 1987, S.29 ff.
37 Lipton/Bhaerman, a.a.O., S.31
38 Lynne McTaggart, The Bond, München 2011, S.28 f.
39 Lipton. Int. Zellen, a.a.O., S.11
40 Ebd., S.113
41 Kübel, a.a.O., S.68
42 Langbein, a.a.O., S.69
43 Ebd.
44 Hirshberg, a.a.O., S.104 f.
45 Vgl. dazu etwa die Arbeiten der Dipl.-Psychologin Ulrike Vinmann,

die in der Regressionstherapie beeindruckende Erfolge in der Behandlung von hartnäckigen Allergien erzielt.
46 Vithoulkas im Interview mit Manish Bhatia (www.hpathy.de)
47 Herbert Fritsche, Samuel Hahnemann – Idee und Wirklichkeit der Homöopathie, Borsdorf 2014, S.202
48 Der Fall findet sich in vollständiger Fassung bei Inka Kübel, a.a.O., S.61ff.
49 Vgl. Hirshberg, S.98 f.
50 Langbein, a.a.O., S.66
51 Larry Dossey, Heilende Worte, Amerang 2010, S.98
52 Ebd., S.153
53 Larry Dossey, Heilungsfelder, Amerang 2012, S.80
54 Der ganze Fall mit Dokumentation findet sich bei Lipton, Intell. Zellen, a.a.O., S.137 f.
55 Ebd., S.125
56 H.K. Challoner, Der Pfad der Heilung, Grafing 2005, S.86
57 C.G. Jung in einem Brief vom 28.9.1945 an P.W. Martin. In: C.G.Jung, Briefe (Bd.1, 1906-1945), S.465
58 Larry Dossey, Heilungsfelder, a.a.O., S.29
59 Fritsche, Hahnemann, a.a.O., S.30
60 Langbein, a.a.O., S.49
61 Harry Edwards, Geistheilung, Freiburg 1960, S.31
62 Ebd., S.32
63 Ebd., S.54
64 Fritsche, a.a.O., S.108
65 Ebd., S.109
66 Ebd., S.128
67 Ebd., S.148
68 Georgos Vithoulkas, Medizin der Zukunft, Kassel 1999, S.53
69 Ders., Die neue Dimension der Medizin, Kassel 1998, S.29

70 Fritsche, a.a.O., S.201
71 Kappauf, a.a.O., S.62
72 Hirshberg, a.a.O., S.93
73 Dürr, Es gibt keine Materie, Amerang 2013
74 Lipton/Bhaerman, a.a.O., S.184
75 Ebd., S.185
76 Ebd., S.189
77 Amerang 2013, S.43 ff.
78 Satprem, Mutter oder die neue Spezies, Gladenbach 1993, S.222 f.
79 Ebd., S.155
80 Satprem, Mutter oder Die Mutation des Todes, Gladenbach 1994, S.128
81 Dossey, Heilende Worte, a.a.O., S.10
82 Ebd., S.47
83 Lipton/Bhaerman, a.a.O., S.362
84 Hans-Peter Dürr, Warum es um das Ganze geht, München 2010, S. 112
85 Vgl. Gustav Hartl/ Reinhard Hofer, Geheilt!, Wien 2008, S.98
86 LeShan, Psychotherapie, a.a.O., S.155
87 Ebd., S.113
88 Ebd., S.13
89 David Servan-Schreiber, Das Antikrebs-Buch, München 2012, S.21
90 Dossey, Heilende Worte, a.a.O., S.106
91 Lipton/Bhaerman, a.a.O., S.194
92 Katarina und Peter Michel, Zwölf Gesetze der Heilung, Grafing 2011, S.151 ff.
93 Kent, zit bei Vithoulkas, Medizin, a.a.O., S.75 f.
94 Weil, a.a.O., S.121
95 Lynne McTaggart, The Bond, München 2011, S.151
96 Leonard Laskow, zit. In Lipton/Bhaerman, a.a.O., S.374

97 Ebd., S.375
98 Lipton, Zellen, a.a.O., S.119
99 Pupul Jayakar, Krishnamurti, Freiburg 1988, S.230
100 Ebd., S.238 f.
101 Dora Kunz, Die verborgenen Quellen der Heilung, Grafing 1987, S.125
102 Ebd., S.25 f.
103 Ebd., S.26
104 Ebd., S.126
105 Larry Dossey, One Mind, Amerang 2014, S. 136
106 Ders., Heilungsfelder, a.a.O., S.12
107 Gerda Lier, Das Unsterblichkeitsproblem, Göttingen 2010, Bd.2, S.1210
108 Vgl. ebd., S.1175
109 Fenwick und Fenwick, The Truth in the Light, S.235 f. Zit. bei Dossey, One Mind, S. 134
110 Lier, a.a.O., S.844
111 Brief an Rhine vom 20.5.1935. Zit. Bei Lier, a.a.O., S.845
112 Zit. Bei Lier, a.a.O., S.842
113 LeShan, Unglaublich, a.a.O., S. 108 f.
114 Ebd., S.111
115 Quelle: Süddeutsche Zeitung vom 9. Mai 2014, S.1
116 LeShan, Krebs, a.a.O., S.33
117 Ebd., S.42 f.
118 Langbein, a.a.O., S.36
119 LeShan, Krebs, a.a.O., S.188 f.
120 Kappauf, a.a.O., S.203
121 Lipton, Zellen, a.a.O., S.28
122 Ebd., S.124
123 Lipton/Bhaerman, a.a.O., S.146 f.

124 Hirshberg, a.a.O., S.372
125 Zit. aus Dora Kunz, Quellen, a.a.O., S.129
126 Caroline Myss, Mut zur Heilung, München 2000, S.65
127 Klaus-Dieter Platsch, Das Heilende Feld, Frankfurt 2009, S.46
128 Fritsche, Hahnemann, a.a.O., S.89
129 Vgl. dazu das bemerkenswerte Buch von Adin Steinsaltz, Die dreizehnblättrige Rose, Amerang 2011, besonders S.68 ff.
130 Vgl. dazu: Martin Buber, Die Legende des Baalschem, Zürich 1955, S.53
131 Zit. Bei de Vries, a.a.O., S.136
132 Dossey, Heilungsfelder, a.a.O., S.31
133 Renée Bonanomi, Heilung geschieht im Jetzt, Grafing 2012 und Wie Heilung ohne Heiler geschieht, Grafing 2013
134 Wie Heilung ohne Heiler geschieht, S.59 f.
135 Ebd., S.61 f.
136 Ebd., S.64
137 Ebd., S.69
138 Ebd., S. 83
139 Ebd., S.90 f.
140 Rudolf Steiner, Die Geheimwissenschaft im Umriss, Dornach 1976, S.72
141 Ders., Vor dem Tore der Theosophie, Dornach 1978, S.146
142 Weil, a.a.O., S.102
143 LeShan, Unglaublich, a.a.O., S.103
144 Kübel, a.a.O., S.22
145 Stephen A. Rosenberg, Adoptive Immuntherapie von Krebs, zit. In Kübel, a.a.O., S.33
146 Zit. bei Hirshberg, a.a.O., S.25
147 Fritsche, a.a.O., S.297
148 Dossey, Heilungsfelder, a.a.O., S.178 f.

149 Edwards, a.a.O., S.38
150 Dora Kunz, a.a.O., S.371
151 Hirshberg, a.a.O., S.148 f.
152 Sri Aurobindo, Über sich selbst, Gladenbach 1994, S.60
153 Hirshberg, a.a.O., S. 58 f.
154 Harmen Wagenmakers, Hoffnung und Heilung – Es gibt keine unheilbaren Krankheiten, Grafing 2008, S.29 ff.
155 Andreas Resch, Die Wunder von Lourdes, Innsbruck 2009, S.V
156 Ebd., S.9
157 Ebd., S.10 ff.
158 Dalai Lama, Das Herz aller Religion ist eins, Hamburg 1997, S.170 f.
159 Resch, a.a.O., S.16
160 Vgl. ebd., S.75
161 Ebd., S.82 f.
162 Ebd., S.91 f.
163 Ebd., S.108
164 Maria Winowska, Das wahre Gesicht des Pater Pio, Augsburg 1988, S.125
165 Sessa, a.a.O., S.107
166 Bernd Harder, Pater Pio und die Wunder des Glaubens, München 2003, S.34
167 Vgl. dazu Amorth, a.a.O., S.149 f.
168 Pasquale Cataneo, Pater Pio, Hauteville 1999, S.100 f.
169 Ebd., S.101 ff.
170 W. Tudor Pole, Der Stille Weg, Grafing 2011, S.82
171 Dokumentiert in Hesemann, Stigmata, a.a.O., S.297 f.
172 Dossey, Heilungsfelder, a.a. O., S.274 f.

Heilung geschieht im Jetzt
Renée Bonanomi
Katarina Michel
Hardcover
ISBN 978-3-89427-594-5

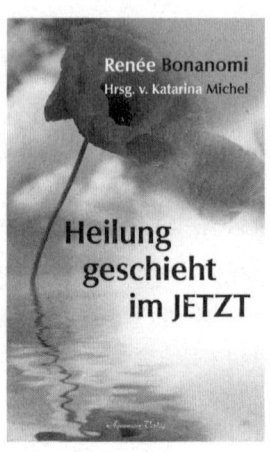

In diesem Buch schildert Renée Bonanomi erstmals ihren persönlichen Lebensweg und legt die Grundlagen ihrer Heilungsarbeit in Theorie und Praxis dar. Sie beschreibt in radikaler Offenheit die Eigenverantwortung jedes Einzelnen für seine Gesundheit und führt sie zurück auf die gestörte „Einheit allen Lebens". Dieses Buch über Geistheilung ist bahnbrechend, weil niemals zuvor mit solch unbestechlicher Klarheit die ewigen GESETZE des Heilens dargelegt wurden. Kein Heiler darf gegen diese Gesetze verstoßen, andernfalls wird ihm seine Gabe genommen werden. Dies führt Renée Bonanomi zu der revolutionären Erkenntnis: „Wahre Heilung geschieht nur, wenn der Heiler nicht mehr da ist!"

12 Gesetze der Heilung
Die Hintergründe von
Gesundheit und Krankheit
Katarina Michel und Peter Michel
Hardcover
ISBN 978-3-89427-560-0

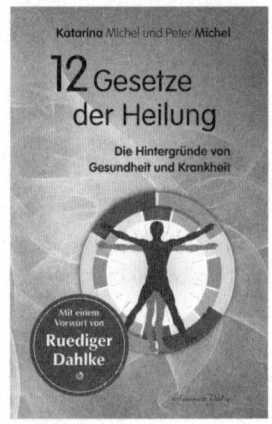

Die „Zwölf Gesetze der Heilung" stellen keinen „How-to-do-Ratgeber" dar, sondern behandeln das Wesen von Gesundheit und Krankheit von ihrem Ursprung her. Wer diese „Zwölf Gesetze" in seinem Leben verwirklicht, wird möglicherweise zu seiner eigenen Überraschung feststellen, dass er keine äußere Behandlung mehr benötigt. Er wird unzweifelhaft erkennen: „Wahre Heilung beginnt im Inneren!"

HEILUNG GESCHIEHT IM JETZT

Wie Heilung ohne Heiler geschieht
Die heilende Kraft des Bewusstseins
Renée Bonanomi
Katarina Michel
Hardcover
ISBN 978-3-89427-636-2

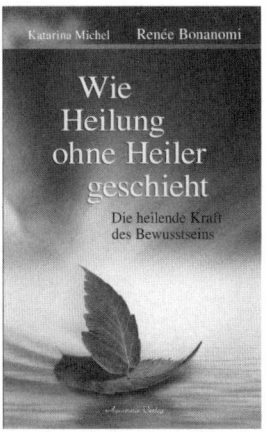

In ihrem Buch „Heilung geschieht im Jetzt" beschrieb Renée Bonanomi die Grundlagen des Geistigen Heilens. Die dort geschilderten Gesetzmäßigkeiten steckten gleichsam einen äußeren Rahmen ab, innerhalb dessen Heilung überhaupt geschehen kann. Viele Menschen gehen noch immer von der irrigen Vorstellung aus, ein geistiger Heiler würde eine Art „Wunder" vollbringen und sie von einer Minute auf die andere wieder mit vollkommener Gesundheit beschenken. Ein verhängnisvoller Irrtum! Renée Bonanomi macht in ihrer Arbeit und in diesem Buch immer wieder deutlich, dass ein Heiler gewissermaßen ein „Spiegel für den Patienten" ist. Dieser kann in den Spiegel schauen und sich selbst erstmals völlig unverzerrt wahrnehmen. Das kann eine ebenso erschreckende wie heilsame Erfahrung sein. In intensiven Dialogen und eindringlichen Ausführungen schildert Renée Bonanomi, welche entscheidende Rolle dem Bewusstsein beim Heilungsgeschehen zukommt. Nicht der Heiler heilt, sondern die Heilung geschieht durch inneres Erwachen! Ein radikales Buch, das mit vielen Illusionen auf dem Feld des Heilens aufräumt und dem Einzelnen wieder seine Eigenverantwortung zurückgibt.